◉ 孙思邈

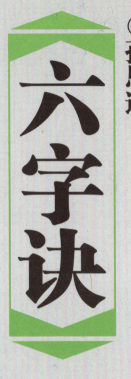

〈六字诀〉

成都时代出版社
CHENGDU TIMES PRESS

张志刚 编著

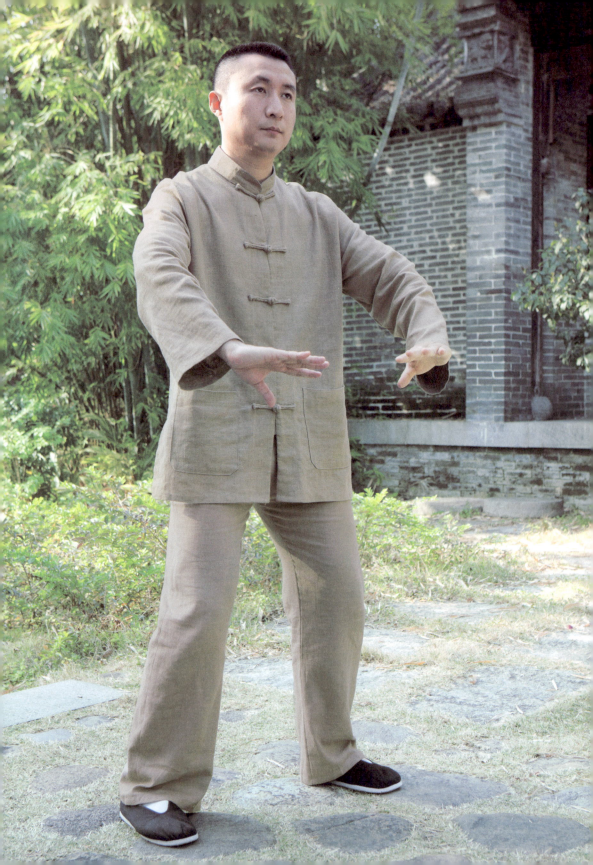

序言
Prologue

春嘘明目夏呵心，秋呬冬吹肺肾宁
——祛病延年六字诀

六字诀是一种流传千年、以呼吸吐纳为主要手段的传统健身功法，也是与中医理论最早结合运用的气功功法。它通过"嘘、呵、呼、呬、吹、嘻"六种特定的读音口形来调整和控制体内气息的升降出入，从而相应作用于人体肝、心、脾、肺、肾、三焦，达到锻炼内脏、调节气血和平衡阴阳的目的。

六字诀现存文献最早见于南北朝时著名中医学家陶弘景所著的《养性延命录》，后世在六字诀的方法理论和应用上也有不少发展和补充。其中，唐代著名医药学家孙思邈按五行相生之顺序，配合四时之季节，编写了《卫生歌》，更是奠定了六字诀治病的基础。传至今日，六字诀已由当初单纯呼吸吐纳的静功，逐渐衍变成了配合肢体动作的动功，关于六字的读音、口形、习练顺序和脏腑归属等也有了渐趋统一的认识。

六字诀以调息驾驭呼吸吐纳，功法特色明显。其动作舒展大方、缓慢柔和、动静结合、练养相兼、内外兼修，简单易学，且安全可靠，不易出偏，适宜各种人群习练。其应用灵活，既可按顺序完整习练整套功法，又可按季节或病症有针对性地单独练某个字，在治疗相关疾病方面有着显著的效果。

本书由中医学专家、健身功法专业教练张志刚老师精心编写而成，介绍了六字诀的功法源流、特点、作用和习练要领，对功法的每一个动作也以图文并茂的方式做了较为详细的分解说明，并附有发音口形、动作要点、易犯错误、纠正方法和功理作用等，便于习练者能够轻松快速地掌握正确的练法。

有病疗疾，无病健身，愿更多的人能够通过本书，真正掌握并受益于这一家庭实用的养生运动。

目录
Contents

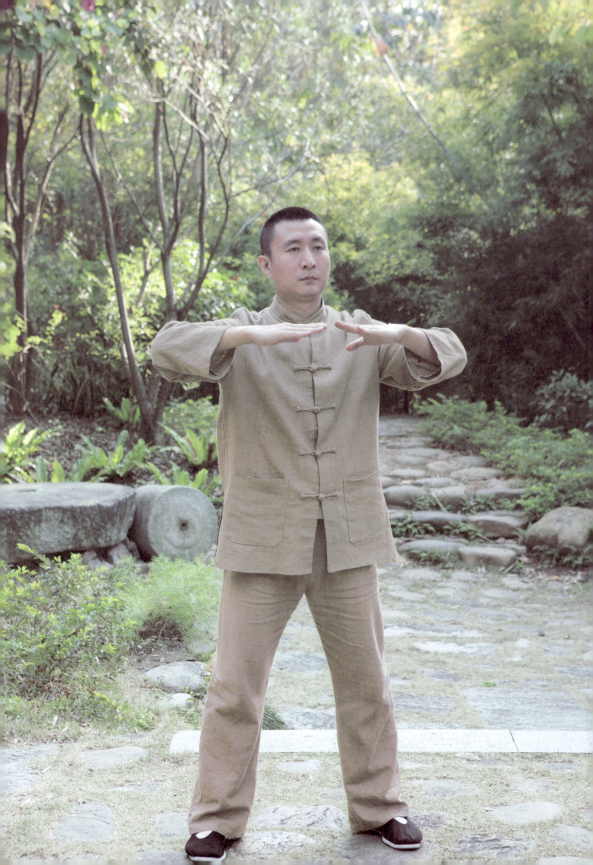

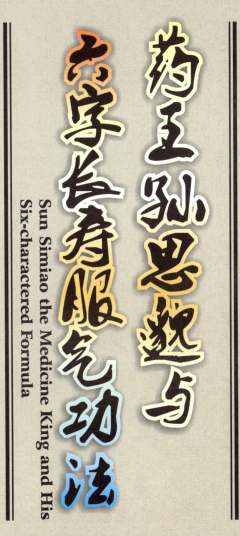

第一章

药王孙思邈与
六字长寿服气功法

Sun Simiao the Medicine King and His
Six-charactered Formula

　　六字诀是一种强调吐纳、先呼后吸的健身功法。它也是与中医理论最早结合运用的气功功法。唐代著名医药学家孙思邈在吸收前人成果的基础上，对六字诀吐纳法提出"大呼结合细呼"的具体要求，并按五行相生之顺序，配合四时之季节，编写出朗朗上口的《卫生歌》，更是奠定了六字诀防病治病的医学基础。

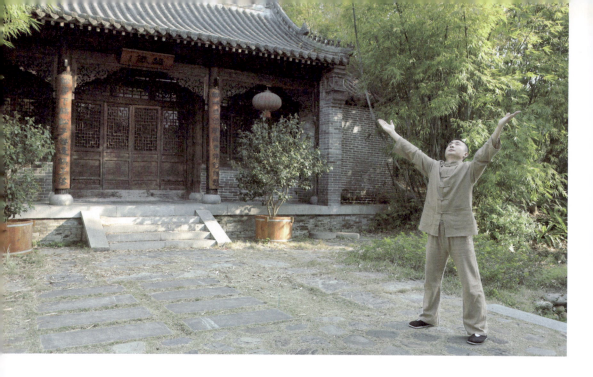

一、孙真人卫生歌：实用的健康宝典
Sun's Medical Song: A Practical Health Bible

　　六字诀又称"祛病延年六字法"、"六字延寿诀"，其历史发展十分悠久，早在秦汉以前的文献中，就可见有关吐纳导引的相关论述。比如《庄子·刻意》篇中说"吹呴呼吸，吐故纳新，熊经鸟伸，为寿而已矣"；《吕氏春秋》中也有关于用导引呼吸来治病的论述；西汉时期《王褒传》一书中，也有"吹嘘呼吸如矫松"的记载。

　　南北朝时期，我国著名医药学家陶弘景在他的《养性延命录》一书中，对六字诀开始有了较为具体的记载："纳气有一，吐气有六。纳气一者，谓吸也；吐气六者，谓吹、呼、唏、呵、嘘、呬，皆出气也。凡人之息，一呼一吸，元有此数。欲为长息吐气之法，时寒可吹，时温可呼，委曲治病，吹以去风，呼以去热，唏以去烦，呵以下气，嘘以散滞，呬以解极。凡人极者，则多嘘呬。道家行气，率不欲嘘呬。嘘呬者长息之心也。此男女俱存法，法出于《仙经》。行气者，先除鼻中毛，所谓通神之路。若天恶风猛、寒大热时，勿取气……心藏病者，体有冷热，呼吹二气出之；肺藏病者，胸膈胀满，嘘气出之；脾藏病者，体上游风，习习身痒疼闷，唏气出之。肝藏病者，眼疼，愁忧不乐，呵气出之。以上十二种调气法，依常以鼻引气，口中吐气，当令气声逐字吹呼嘘呵唏呬吐之。若患者依此法，皆须恭敬用心为之，无有不差，愈病长生要术。"这也是现存文献中，对六字诀的最早记载。

　　隋代天台高僧智顗大法师所著的《童蒙止观》（又名《修习止观坐禅法要》）一书中，将六字诀用于佛学坐禅止观法门："次明观治病者。有师言：但观心想，用六种气治病者，即是观能治病。何等六种气？一吹、二呼、三嘻、四呵、五嘘、六呬。此六种息，皆于唇口之中，想心方便，转侧而作，绵微而用。颂曰：心配属呵肾属吹，脾呼肺呬圣皆知。肝藏热来嘘字至，三焦壅处但言嘻。"

唐代名医孙思邈《备急千金药方·养性》在前人"心吹与呼、肺嘘、脾嘻、肝呵"四脏与六字气相配的基础上，增加了"肾呬"，而且在方法上也具体得多。他主张在六字诀进行前，先做导引。这一主张对六字诀的发展影响非常深刻，后世气功家多采纳此说，从而促使六字诀与导引术的结合，形成许多新功种。

六字诀虽着重于吐气的运用，但因在吐气前先有"微以引之"的长息，故仍有"服气"的意义。古人对此非常重视，并有在天气骤变、气温

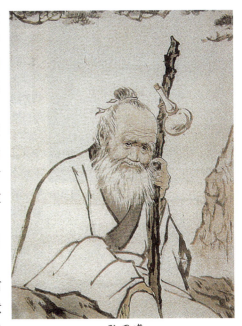

孙思邈

过高或过低时不要练功的说法。孙思邈也把六字诀看成是与服气有关的方法，故制定出从夜半后至巳时这一段所谓"生气之时"进行六字气锻炼的方法："若患心冷病，气即呼出；若热病，气即吹出；若肺病，气即嘘出；若肝病，气即呵出；若脾病，气即嘻出；若肾病，气即呬出。夜半后，八十一；鸡鸣，七十二；平旦，六十三；日出，五十四；辰时，四十五；巳时，三十六。欲作此法，先左右导引三百六十遍。""冷病者，用大呼三十遍，细呼十遍。呼法，鼻中引气入，口中吐气出，当令声相逐呼字而吐之。热病者，用大吹五十遍，细吹十遍。吹如吹物之吹，当使字气声似字。肺病者，用大嘘三十遍，细嘘十遍。肝病者，用大呵三十遍，细呵十遍。脾病者，用大嘻三十遍，细嘻十遍。肾病者，用大呬五十遍，细呬三十遍。"

在各类气功方法中，以六字诀与中医理论结合运用为最早，而孙思邈按五行相生之顺序，配合四时之季节，编写了《卫生歌》，更是奠定了六字诀治病的基础。

歌云："春嘘明目夏呵心，秋 呬冬吹肺肾宁。四季常呼脾化食，三焦嘻出热难停。发宜常梳气宜练，齿宜数叩津宜咽。子欲不死修昆仑，双手揩摩常在面。"

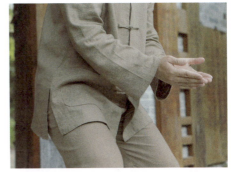

3

六字诀在后世广泛的流传中，也不断地得到充实和发展，特别是其治疗应用方面，起到了很好的强身健体作用。而《孙真人卫生歌》经后人挖掘整理出版后，更是引起了巨大的轰动。

天地之间人为贵，头象天兮足象地。父母遗体宜宝之，箕裘五福寿为最。
卫生切要知三戒，大怒大欲并大醉。三者若还有一焉，须防损失真元气。
欲求长生先戒性，火不出兮神自定。木还去火不成灰，人能戒性还延命。
贪欲无穷忘却精，用心不已失元神。劳形散尽中和气，更杖何能保此身。
心若大费费则竭，形若大劳劳则怯。神若大伤伤则虚，气若大损损则绝。
世人欲识卫生道，喜乐有常嗔怒少。心诚意正虑自除，顺理修身去烦恼。
春嘘明目夏呵心，秋呬冬吹肺肾宁。四季常呼脾化食，三焦嘻出热难停。
发宜多梳气宜练，齿宜数叩津宜咽。子欲不死修昆仑，双手揩摩常在面。
春月少酸宜食甘，冬月宜苦不宜咸。夏要增辛宜减苦，秋辛可省但教酸。
季月少咸甘略戒，自然五脏保平安。若能全减身康健，滋味偏多无病难。
春寒莫放绵衣薄，夏月汗多宜换着。秋冬衣冷渐加添，莫待病生才服药。
惟有夏月难调理，伏阴在内忌冰火。瓜桃生冷宜少餐，免至秋来成疟痢。
心旺肾衰宜切记，君子之人能节制。常令充实勿空虚，日食须当去油腻。
大饱伤神饥伤胃，大渴伤血多伤气。饥餐渴饮莫大过，免致膨脝损心肺。
醉后强饮饱强食，未有此身不生疾。人资饮食以养生，去其甚者将安适。
食后徐行百步多，手搓脐腹食消磨。夜半灵根灌清水，丹田浊气切须呵。
饮酒可以陶性情，大饮过多防有病。肺为华盖倘受伤，咳嗽劳神能损命。
慎勿将盐去点茶，分明引贼入肾家。下焦虚冷令人瘦，伤肾伤脾防病加。
坐卧防风来脑后，脑内入风人不寿。更兼醉饱卧风中，风才着体成灾咎。
雁有序兮犬有义，黑鲤朝北知臣礼。人无礼义反食之，天地神明终不喜。
养体须当节五辛，五辛不节反伤身。莫教引动虚阳发，精竭容枯病渐侵。
不问在家并在外，若遇迅雷风雨大。急须端肃畏天威，静室收心宜谨戒。
恩爱牵缠不自由，利名萦绊几时休。放宽些子自家福，免致中年早白头。
顶天立地非容易，饱食暖衣宁不愧。思量无以报洪恩，晨夕焚香频忏悔。
身安寿永福如何，胸次平夷积善多。惜命惜身兼惜气，请君熟玩卫生歌。

这首《孙真人卫生歌》，言简意赅，朗朗上口，易学易练，是非常实用的健康宝典。
歌中提到的"嘘""呵""呬""吹""呼""嘻"，即为吐纳六字诀，也就是孙思邈常用的服气功法。后来经过历代的发展演变，又进一步简化凝练为如下口诀：

肝若嘘时目睁睛，心呵顶上连叉手。
肺知呬气双开弓，肾吹抱取膝头平。
脾呼单托须撮口，三焦客热手双擎。

二、孙思邈健身之道
Sun's Way of Prolonging Life

孙思邈幼年体弱多病，汤药之资而罄尽家产。18岁立志学医，20岁即为乡邻治病。他医德高尚，重视养生，济世活人。公元682年，孙思邈无疾而终，享年101岁。

孙思邈精勤于中医医学，整理总结出了许许多多非常行之有效的健身之法，现大致总结如下。

发常梳

两手互搓36下，令掌心发热，然后双手十指分开作梳子状，由前额顺发际梳至后颈，梳遍全头。早晚各做10次。头部有很多重要的穴位，经常梳发，可以防止头痛、耳鸣、白发和脱发。（梳头）

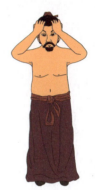

梳头

目常运

双目微闭，然后用力睁开，眼珠在眼眶内顺时针打转；再闭目后用力睁开，眼珠逆时针打转。重复3次。有助于眼睛保健。（轮睛）

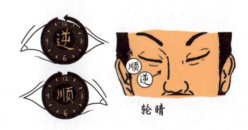

轮睛

齿常叩

口微微合上，上下排牙齿轻轻互叩至发出声响，叩齿36下。可以通上下颌经络，保持头脑清醒，加强肠胃吸收，防止蛀牙和牙骨退化。（叩齿）

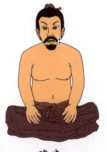

叩齿

漱玉津

口唇微闭，舌头伸出牙齿，在口腔内先顺时针搅动12圈后，将口水咽下。接着再逆时针搅动12圈后，将口水咽下。搅舌能促进唾液分泌，可强健肠胃。（鼓漱）

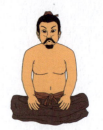

鼓漱

耳常鼓

两手掩实双耳，用力内压后放手，发出"噗"声。重复做10下。双手将耳朵反折继续掩耳，同时两手食指扣住中指，以食指用力弹后脑风池穴10下。每天临睡前做，可增强记忆和听觉。（扪鼓）

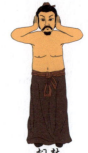

扪鼓

面常洗

两手互搓36下，令掌心发热。然后两手如用毛巾擦脸般，轻轻地由上而下摩面。经常做，可除皱，令脸色红润有光泽。（浴面、迭手旋浴）

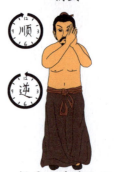

浴面、迭手旋浴

头常摇

两手叉腰，双目微闭，先低头顺时针缓缓摇转6圈。然后再逆时针缓缓摇转6圈。动作不宜快，经常做可以令头脑灵活。

腰常摆

身体扭向左时，右手在前轻拍小腹，左手在后轻打命门穴50～100下。反方向重复。可强化肠胃，固肾气，防治消化不良、胃痛、腰痛等。（甩腰）

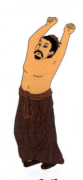

甩腰

腹常揉

两手互搓36下，令掌心发热。然后两手交叉，围绕肚脐顺时针方向由小圈到大圈揉36下。可助消化、吸收，消除腹部鼓胀。（摩腹）

摄谷道（即提肛）

吸气时将肛门的肌肉收紧，然后闭气至不能忍受后，再呼气放松。这样一提一松的提肛运动，宜每天早晚各练习20~30次。可促进局部血液循环，提高肛门、直肠的抗病能力，预防痔疮等肛周疾病。

膝常扭

两腿并拢，屈膝半蹲，两手按膝，轻轻转动膝部，先从左至右，再从右至左，各自或交替转动20下。可以促进膝关节血液循环，强化膝关节。

常散步

俗话说"饭后百步走，能活九十九""百练不如一走"，足见其重要性。散步极为简单易行，可使全身肌肉、关节、筋骨得到适度运动，饭后散步还有利于食物的消化和吸收。

脚常搓

右手擦左脚，左手擦右脚。从脚跟至脚趾，再由脚趾至脚跟为一下，共做36下。两手大拇指轮流擦脚心涌泉穴，做100下。脚底穴道很多，经常搓脚可促进血液循环、提高肾功能等。（擦脚心）

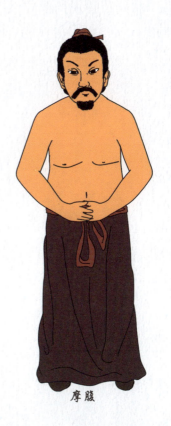

摩腹

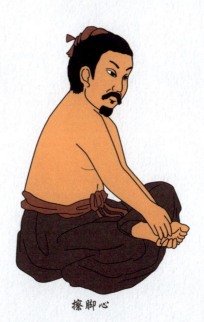

擦脚心

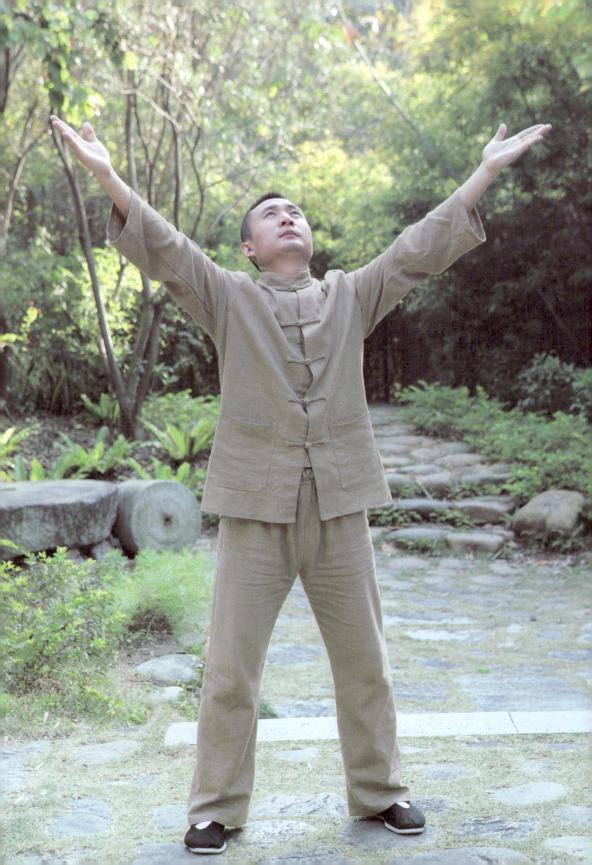

第二章

六字诀：作系完备的保健长寿术

Six-charatered Formula: A Systematic Regimen

六字诀从古代发展至今，由单纯的吐纳静功向配合导引动作的健身动功方向不断充实完善，形成了六字与五行五音及脏腑相对应的一套完整的功法体系。它既包含了孙思邈近百年的强身健体实践经验，也凝聚了后人们不断总结创新的研究成果，是一套简单易学、安全有效的保健长寿术。

一、由静向动的功法源流

Origin: From Tranquility to Mobility

从南北朝陶弘景《养性延命录》对六字诀的记载开始，在随后的1000多年中，人们在六字诀的功法理论和应用上不断地发展和补充。如孙思邈之后，唐代道教学者胡愔在所著《黄庭内景五脏六腑补泻图》中，对六字与五脏的配合方式作出了调整，并另增胆"嘻"之法。宋代邹朴庵《太上玉轴六字气诀》对六字诀理论与方法的论述更加详细，对呼吸和读音方法的要求更为具体，并且增加了叩齿、搅海、咽津等预备功。明代高濂所著《遵生八笺》中的《四季却病歌》，则将六字诀与四季养生结合起来，等等。

总体上来说，以明代胡文焕的《类修要诀》和高濂的《遵生八笺》等著述中都有的《去病延年六字法》总诀为分水岭，在此以前都只是单纯的吐纳功夫，之后则开始配合肢体动作进行练习。

六字诀从古流传至今，功法理论保持了唐宋以来按中医五行五脏学说来阐述的主体框架，对呼吸口形及发声方法的认识也渐趋统一。肢体的动作导引与意念的导引则以遵循中医经络循行规律为原则。

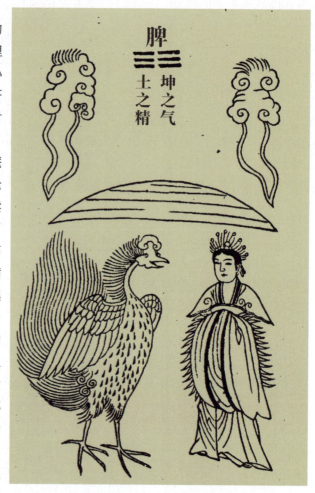

黄庭内景五脏六腑补泻图——脾

◎ 脏腑归属

六字诀脏腑对应关系在历代的发展中有所改变，大体可以分为以下三种。

孙思邈六字诀

唐代孙思邈所著《备急千金要方》卷二十七中养性之调气法中，六字诀的脏腑对应及练习顺序与南北朝时期陶弘景《养性延命录·服气疗病篇》所记完全一致。可简要概括为如下所示：

吹呼	嘘	呵	唏	呬
心	肺	肝	脾	肾
火	金	木	土	水

邹朴庵六字诀

唐代胡愔的《黄庭内景五脏六腑补泻图》中，改变了六字与五脏的配合方式，改肺"嘘"为肺"呬"，改心"呼"为心"呵"，改肝"呵"为肝"嘘"，改脾"唏"为脾"呼"，改肾"呬"为肾"吹"，另增胆"嘻"之法。宋代邹朴庵的《太上玉轴六字气诀》在脏腑归属上的对应关系与之相同，后世也大体沿用这一归属对应关系，只是将胆"嘻"改为了三焦"嘻"。

呵	呼	呬	嘘	嘻	吹
心	脾	肺	肝	胆	肾
火	土	金	木	木	水

现代六字诀

明清以后，六字诀六字与脏腑配属的关系与隋代高僧智顗在《童蒙止观·治病第九》中所记相同，这也是结合中医理论与《河洛精蕴》五音五行五脏相关论述得出的较为合理而规范的脏腑对应关系。

嘘	呵	呼	呬	吹	嘻
心	脾	肺	肝	胆	肾
火	土	金	木	木	水

◎ 读音与口形

读音

历代六字诀六字的发音并不统一。尤其是在明清以前，读音主要是靠已知字音互切来说明，缺乏统一的注音方法，造成不少"同字不同音、同音不同字"的现象。以下"养气功六字诀""峨眉派""六字真言"的说法，就基本概括了六字诀在读音和口形上的差异。

六字		嘘	呵	呼	呬	吹	嘻（唏）
养气功六字诀	拼音	xū	kē	hū	xià	chuī	xī
	口形	两唇微合，嘴角横绷，略向后用力	口半张，舌平放于口内，舌尖轻顶下齿，下颌放松	撮口如管状，舌放在中央，两侧向上微卷	开口张腭，舌尖轻抵下腭	撮口，两嘴角向后咧，舌尖微向上翘	两唇微启，有嘻笑自得之貌、怡然自得之心
峨眉派	拼音	xū	hā（哈）	无	sī（嘶）	hāi（嗨）	xī
六字真言	拼音	xū	hē	hū	xì	chuī	xī
	口形	自觉上下牙（即门齿）用力，两唇微启	力源于舌根，口自然张开	力在喉，口撮突出如管	力源于齿（即两侧上下槽牙），两唇微启，嘴角向后拉	吹音之力在唇的中央部，两唇中央微启	力来自口腔上腭，兼有喉的力量，两唇微张，门牙似扣

从上表可知，除了"嘘""呼""嘻"在读音上的差异相对较小之外，其他字音都很不统一。比如"呵"字，"养气功六字诀"读"kē"，"峨眉派"读"hā（哈）"，"六字真言"读"hē"；还有"呬"字，"养气功六字诀"读"xià"，"峨眉派"读"sī（嘶）"，而"六字真言"读"xì"。

在了解六字读音的历史演变概况后，有关音韵学专家基本认为"呵"字应读"hē"，而对"呬"字，则意见颇为不一。后来在结合传统中医理论关于五行五音五脏的对应关系之后，有关专家则认为，"呬"字应确定读"sī"，这不仅与其他五字统一，都为清音平声，而且更符合六字诀调息法要求匀细柔长的规律。

口形

不同的口形会产生不同的内外气息，进而影响体内脏腑运动和经络运行状况。因此，用特定口形和气息要求来规范六字诀的吐气发声，也更能体现这一养生功法内在的本质。然而我国各民族语言及方言较多，受地方口音影响，仍会造成六字诀读音发声的差异。这就要求在习练六字诀时，读音口形应以现代普通话发音特点和要求为准。这也是对六字诀口形与气息进行规范化探索的结果。

六字	嘘	呵	呼	呬	吹	嘻（唏）
汉语拼音	xū	hē	hū	xì	chuī	xī
口形	嘴角紧缩后引，槽牙（即磨牙）上下平对，中留缝隙，槽牙与舌边有留空隙	舌体微上拱，舌边轻贴上槽牙	舌体下沉，口唇撮圆，正对咽喉	上下门牙对齐、放松，中留狭缝，舌顶下齿后	舌体和嘴角后引，槽牙相对，两唇向两侧拉开收紧，在前面形成狭隙	嘴角放松后引，槽牙上下平对轻轻咬合，整个口腔气息压扁
气息要点	从槽牙间、舌两边的空隙中经过缓缓而出	从舌上与上腭之间缓缓而出	从喉出后，经口腔中部与撮圆的口唇缓缓而出	从齿间扁平送出	从喉出，经舌两边绕舌下，经唇间狭隙缓缓而出	从槽牙边的空隙中经过缓缓而出
五音	牙	舌	喉	齿	唇	牙
五行	木	火	土	金	水	木
脏腑	肝	心	脾	肺	肾	三焦（胆）

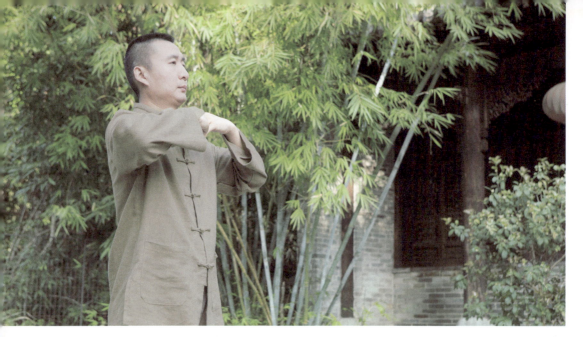

◎ 呼吸方法

　　六字诀的呼吸方法基本上采用的是鼻吸口呼的方式。虽然传统六字诀文献中对吐气发声与否的问题有过很多不同的记载，但是对具体的呼吸方法却并没有详细的记录。

　　根据气功养生的基本原则和六字诀要求深长细柔的呼吸要领来判断，配合动作的呼吸方法主要是逆腹式呼吸。这种呼吸方法能够将呼吸开合与动作的升降开合密切结合，从而进一步调节人体内气的平衡，达到养生健身的效果。

◎ 吐纳方法

　　在六字诀的吐纳方法上，历代文献阐明的观点基本一致，即鼻吸口呼，气息匀细柔长。但是在关于吐气时要不要出声的问题上，则莫衷一是了。陶弘景和孙思邈认为"气息逐字"是出声的，唐代胡愔以后的大多数人则又认为呼吸应"耳不得闻其声"，宋代邹朴庵《寿亲养老新书》中"太上玉轴六字气诀"也有相同的要求。

　　关于六字诀呼吸吐纳发不发声的问题，其实与其所侧重的功用是密不可分的。比如陶弘景和孙思邈侧重于通过六字诀治疗疾病，就偏于运用发声以取得比不发声更好的收效，而后世"耳不得闻其声"的练法，则是由治病与养生相结合向养生应用方面转变了。六字诀在古代被称为"六字气""六气诀""六字气诀"，也恰恰说明了六字吐字时的气息才是关键，而不是声音。发声只是一种辅助手段，是气息由慢变急、由清变浊的表现。

　　除此之外，发不发声还与导引动作的特性及配合有关。这一点与武术也是相通的。武术中就常以发声辅助，来达到助力、疏泄和威慑对方的作用。六字诀动作有力、转折停顿明显的地方，自然以出声为好，而静功或动作舒缓、圆转自然的地方，则应以不出声为好。具体运用上可视情况灵活对待，辩证施治。

另外，发不发声还应该视习练对象和功法层次而定，习练对象不同，要求也不一样。如初学者以吐气出声为宜，以便于口形校正，防止憋气。熟练功法以后，则逐渐转为吐气轻声，直至无声。

◎ 导引动作的配合

虽然在宋、元、明、清等不同时期，八段锦、易筋经、峨眉桩、形意拳、八卦掌、大雁功等各种健身术中，也有应用六字诀的相关描述，但是这些只是作为武术动功中助力练气的声法练习，起辅助作用，并不是独立的六字诀导引功法。

在前文中已提到，明代以前文献中所载的六字诀，基本上是单纯的吐纳方法，并没有动作配合的相关描述。直到明代以后，才开始有相关的动作。如高濂的《遵生八笺》、胡文焕的《类修要诀》中的"去病延年六字法"："肝若嘘时目睁精（睛），肺知呬气手双擎，心呵顶上连叉手，肾吹抱取膝头平，脾病呼时须撮口，三焦客热卧嘻宁。"这里才有了明确的动作文字记载。其中，"嘘字诀"是眼部动作，"呼字诀"是口形动作，其他几种是单纯的定式动作。

明清以后将呼吸吐纳与动作导引相结合的六字诀，更具有练养相兼的健身效果。它不是导引与吐纳的简单相加，而是与人体脏腑气机密切相对应的有机结合。每个字诀的动作特点，都要符合它所对应脏腑的气化特点，如肝之升发、肾之闭藏等。

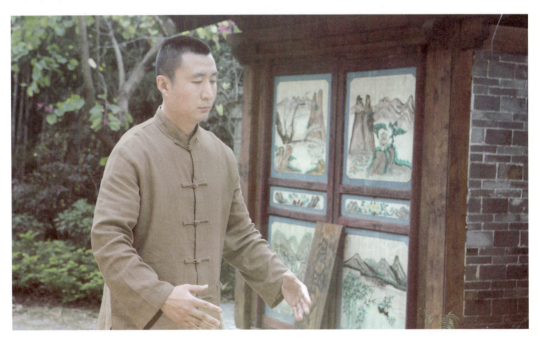

二、调养身心的功法特点
Characteristic: Nursing and Recuperating One's Body and Mind

六字诀在众多健身功法中独具特色，它将"嘘、呵、呼、呬、吹、嘻"这6个字分别与人体肝、心、脾、肺、肾、三焦相对应，结合呼吸吐纳，形成了特定的吐气发声方法。

◎ 吐气发声，调息自然

六字诀在调整与控制体内气息的升降出入中，使脏腑气机达到平衡。六字诀中以调息驾驭呼吸吐纳，讲求自然匀畅。这不但可以有效地调节自主神经系统功能，扩大肺活量，使血液中含氧量增加，促进肠胃蠕动，进而改善消化吸收功能，而且对提高全身各组织器官的功能也很有好处。

◎ 吐纳导引，内外兼修

六字诀在注重呼吸吐纳、吐气发声的同时，配合科学合理的动作导引。这些动作轻柔舒缓，在意识的控制指引之下，对内可以调和脏腑、气血，使人心平气和，对外可以锻炼身体筋骨，使身体变得更加灵活，真正达到内外兼修。正如东晋著名养生家葛洪所说："明吐纳之道，则为行气，足以延寿矣；知屈伸之法者，则为导引，可以难老矣。"

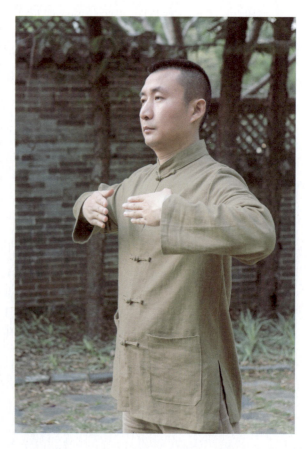

◎ 动静结合，练养相兼

六字诀是一种气功，具有明显的动静结合的特点。动是指意识下的动作导引，静则是指动作导引中看似略有停顿，实则动作内劲没有停，肌肉继续在用力，保持抻拉的劲力。在习练六字诀时，要有意识地控制自己的意念，排除各种杂念，达到调神入静的状态。虽然形体处于相对安静的状态，但是能体会得到体内气血的流通和脏腑的活动等，即是静中有动的感觉。而其动作舒展大方，缓慢柔和，圆转如意，如行云流水，婉转连绵，更是具有一种独特的宁静柔和之美，也充分体现出动中有静的特点。

练养相兼，是指练和养相互配合。练是指锻炼中动作、呼吸和心理的协调配合；养是指功法锻炼中的静养、养气，以及日常生活中的道德涵养和性情修养等。六字诀要求吐气发声匀细柔长，动作导引舒缓圆活，加上开始和结束时的静立养气，动中有静、静中有动，动静结合，练养相兼，既练气，又养气。

◎ 简单易学，安全可靠

六字诀的发音和口形，按照汉语拼音发声就可以。每个字诀配的导引动作，也是十分简单。含预备势、起势和收势在内，整套功法总共才9个动作，非常简单易学。

功法中强调"以形导气""意随气行"，既没有复杂的意念观想，也没有高难度、大幅度、超负荷的动作，只要按照要求去练习，由简到繁，对读字、口形、呼吸、动作、意念，一步一步地进行操练，循序渐进，就不会出偏。而且六字诀运动强度较小，适于老年人和体弱多病者习练。

◎ 运用灵活，效果显著

六字诀的运用相当灵活。作为一套系统的功法，六字诀各字诀之间既是一个完整的整体，又各具独立性，相辅相成。在习练时，既可以按照顺序依次去练，也可以有针对性地练一两个字；既可以长期坚持连续练习六字诀，又可以按季节单独练某个字。它还可以当成健身运动用以锻炼身体，或者根据个人身体条件和病情疾患的虚实需要进行补泻调治。

六字诀在保健医疗方面有着比较广泛的适应症，而且疗效也非常显著。它对治疗高血压、冠心病、脑血管后遗症、肝病、胆病、肾病、呼吸系统和消化系统各种病症，都有显著的疗效。譬如有过这样的成功案例，身患严重冠心病者，每天着重练"呵"字100次以上，3个月后病情就得以控制，并逐渐好转。

三、健体强身的功法作用

Function: Building and Strengthening One's Body

◎ 调和身体气脉，改善生理功能

　　六字诀对改善生理机能具有显著的效果。作为有氧运动，它的运动强度适中，可促进血液循环，增强心功能。作为一种传统健身气功功法，六字诀通过吐气发声和动作导引相结合，来调和身体内脏气机，以达到治病与健身的效果。如六字诀中的"嘘"字诀与肝相对应，通过口吐"嘘"字和动作导引，能够达到外导内行，使肝气升发，气血调和；"呬"字诀则与肺相对应，通过口吐"呬"字和动作导引，使吸入的自然之清气布满胸腔，同时小腹内收，使丹田之气也上升到胸中，具有锻炼肺的呼吸功能、促进气血在肺内充分融合与气体交换的作用。

　　习练六字诀对练习者循环、呼吸、平衡等方面的生理功能具有明显的改善作用。有研究表明，练习半年六字诀后，习练者心血管功能指标中的收缩压、舒张压、心率、布兰奇心功指数均有明显的改善。

◎ 健脑延缓衰老，促进身心健康

　　长期习练六字诀有助于改善中老年人心肺功能和大脑功能，具有健脑的作用。研究表明，六字诀在调节右侧大脑的功能方面比左侧大脑要明显，中老年人长期练习六字诀还会出现大脑年轻化的趋势。尤其是对中老年女性，习练六字诀有助于协调其身体的各项功能，延缓其身体机能的衰老。

　　另外，运动能够改善不良情绪已得到了广泛认同。医学界普遍认为，身体活动可以作

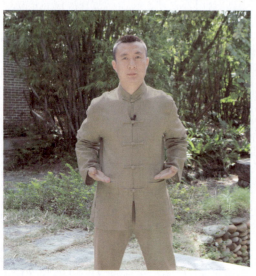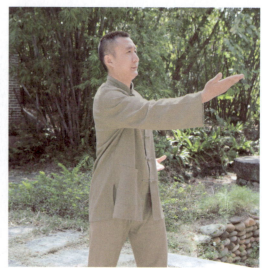

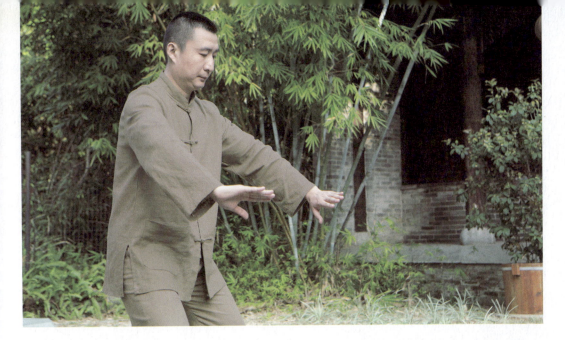

为治疗焦虑症和抑郁症的手段。习练六字诀不仅能缓解中老年人的忧郁、苦闷情绪和心境，而且还可提高中老年人对生活的兴趣、活动愿望和活动能力，除去与悲观、抑郁、焦虑和与忧郁相联系的其他问题，对促进中老年人身心健康具有积极的作用。

◎ 增强身体素质，提高运动能力

进入中老年期之后，人体神经系统结构、功能和机体代谢能力下降，使神经肌肉间的协调能力下降，就会表现出动作迟缓、僵硬、不协调，身体柔韧性、灵活性和平衡能力下降的现象。通过习练六字诀，则可较为有效地防治和延缓老年人骨质疏松，改善微循环和肌肉活动能力，增强身体素质，提高运动能力。

有研究表明，经过练习半年的六字诀后，习练者运动能力指标中快走、握力和侧跳有明显的改善，垂直跳、柔软性有改善趋势。女性在快走、握力和侧跳等方面的改善明显优于男性。这进一步验证了，习练六字诀对增强身体素质和提高运动能力具有积极的改善作用。

◎ 减脂塑形，预防肥胖

明代著名医学家张景岳说"善养生者，无不先养此形，以为神明之宅"，说明人的生命体是精神意识的物质基础。形体强壮则精神饱满，形体虚弱则精神萎靡。身形与健康关系极为密切，腹部脂肪过多就与许多疾病高度相关。而六字诀将气与力结合，通过锻炼有利于练习者脂肪的重新分布，内脏脂肪含量的减少，对锻炼者塑造良好形体、预防各种肥胖导致的相关疾病都极为有利。

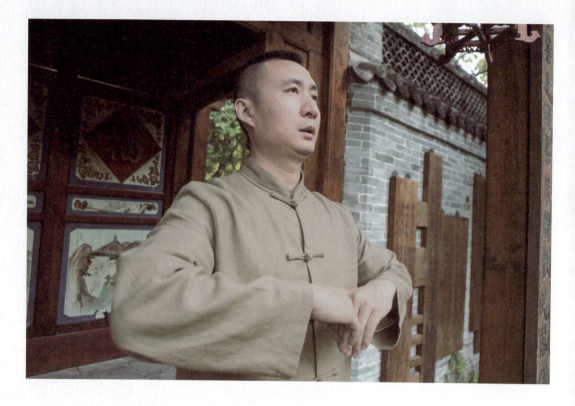

四、动静相生的习练要领

Key to Learning: Integration of Tranquility and Mobility

六字诀是以呼吸吐纳为主要手段，配合以简单导引动作的健身气功。在练功地点的选择上，以空气清新、环境幽静的地方为宜。服装则以着运动服或宽松的服装为佳。同时，要始终保持全身放松、心情舒畅、思想安静，以专心练功。

具体习练要领，可简要概括为以下几点。

◎ 松静自然，协调均衡

六字诀中动中求静，是以动促静而收心养气，以静养之气促进体内血液循环的顺畅。松是指练功时要始终保持全身放松。身体的关节、肌肉、筋骨等各部位全部放松了，气才能自然顺畅，达到"气遍周身不少滞"的要求。这里的松是舒展，而不是软和缩。静是指思想安静，神不外驰，精神内守，注意力集中，排除外在一切干扰，从而达到心安，充分发挥调整肌体自然平衡的本能。

协调均衡是自然发展规律的体现，任何运动都必须符合协调均衡的自然规律才能得以存在和发展。《中庸》上说"喜怒哀乐未发谓之中，发而皆中节谓之和"，中和之气就是自然，自然也就是均衡。习练六字诀能够达到益寿延年的功效，就是通过效法自然，在静的条件下实现的。在日常生活中保持生命活动的协调均衡，自然而然就得以益寿延年。

◎ 校准口形，体会气息

吐气发声是六字诀区别于其他健身功法的不同之处，在习练时应特别注意口形的变化和气息的流动。众所周知，脏腑的内部运动和经络的运行，受到人体内外不同作用力的影响。而呼气时，用不同的口形可以使唇、舌、齿、喉产生不同的形状和位置，从而产生不同的气流。通过口形的变化和气流的改变，会给胸腔、腹腔造成不同的内在压力，影响到不同的脏腑。六字诀就是古人经过长期的实践总结出六个字，分别以口形影响着不同脏器的气血运行，从而取得治病健身的效果。因此，习练者必须注意口形的要求，校准口形。

口形正确与否主要体现在两个方面：一是读音是否正确，二是口腔气流流动方式是否无误。初学六字诀时一定要出声，因为只有发音才能掌握正确的口形。也正因为有不同的念字口形，才能区别我国五声音阶上的宫、商、角、徵、羽，以及其与肝、心、脾、肺、肾五脏的关系。若不发声，则很难确定口形是否正确，也容易失掉六字诀养生法的治病效能。反之，发声时不但口形容易掌握，而且收效也比不发声要快。等到口形正确，腹式呼吸练熟了，自然呼吸深长，体内之气上轻下沉，真气调动，自然就能水到渠成不期然地不出声了。因此，先吐气发声，再逐渐过渡到吐气轻声，最后匀细柔长到吐气无声，便成为掌握六字诀练法的一个重要原则。

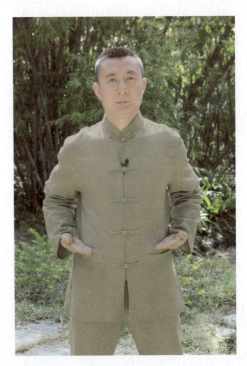

◎ 呼吸吐纳，微微用意

六字诀属于吐纳法，是通过调整呼吸来达到"吐出脏腑之毒，吸进天地之清"的目的。呼吸吐纳是练功中的重要环节之一，对调整整个机体的功能具有极为重要的作用。常用的呼吸方法有自然呼吸和腹式呼吸，而腹式呼吸又可分为顺腹式呼吸和逆腹式呼吸两种。六字诀的呼吸方法主要是逆腹式呼吸。其方法和要领为：以鼻吸气时，胸腔慢慢扩张，而腹部随之微微内收；以口呼气时，则与此相反。这种呼吸方法深长、匀细，可加强呼吸功能，促进全身气血的运行，并加强腹腔内器官的自我按摩，促进食物的消化和营养吸收。

在意识上，这种呼吸方法是一种主动呼吸。所以在呼吸时，应注意微微用意，吸气时自然放松，使神经系统得到最大的放松；呼气时细细绵绵，有意无意，绵绵若存，不能用力，更不能刻意使腹部鼓胀或收缩。

◎ 动作柔和，配合协调

六字诀虽然也强调意念与舒缓圆活的动作、匀细柔长的吐气发声相结合，但并不过分强调意念活动。因为用意过度，往往容易导致动作僵硬、呼吸急促，反而达不到松静自然的要求。反之，如果能够在呼吸吐纳与吐气发声的协调配合下，做到动作松、柔、舒、缓，则可起到活动关节、强筋健骨的作用。

需要注意的是，这里的"吐纳为主，导引为辅"要求的是两者的有机结合，而不是简单的相互叠加。它们之间相互协调配合，关系极为密切。导引动作要柔和，并做到气尽式成，使动作快慢与吐气的速度一致，并受气的支配，从而做到"气为元帅，手足为兵丁"。

◎ 循序渐进，持之以恒

练功时，应遵循由易到难、循序渐进的过程，切忌急于求成。尤其是年老体弱者对于动作幅度的大小、运动量的大小、呼吸的长短、练功次数的多少，都要注意因人而异，量力而行。一般而言，练功大致可分为三步：一是初级模仿动作，如对吐气发声、动作导引的大体模仿；二是精细学习，即进一步深入细节，做到动作准确无误；三是形神合一，寓意于气、寓意于形，追求功法纯熟至无意识境界。

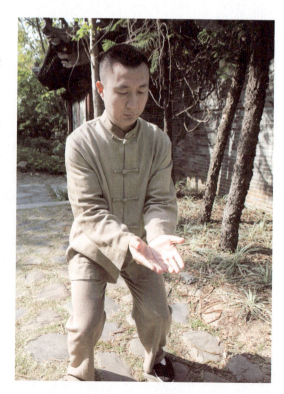

练功中还应树立坚定的信心，并循序渐进认真练习，做到持之以恒、坚持不懈。

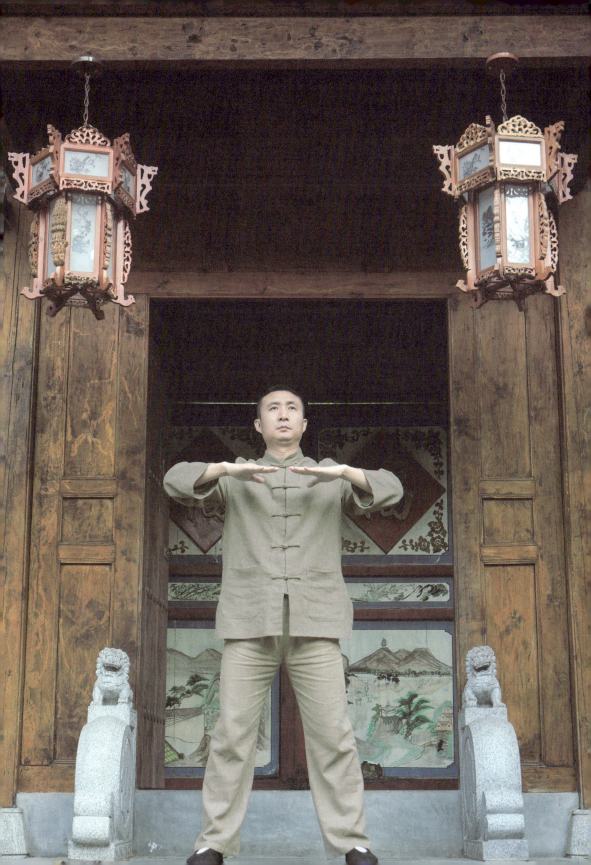

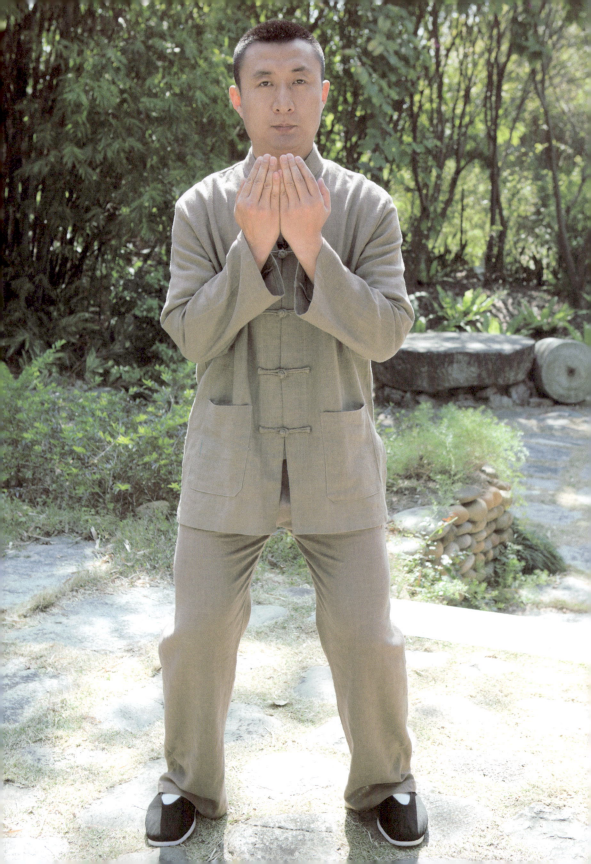

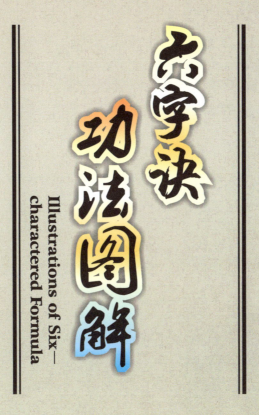

第三章

六字诀
功法图解
Illustrations of Six—
charactered Formula

　　六字诀是一套以呼吸锻炼为主的长寿功法。它通过鼻吸口呼，配合默念"嘘、呵、呼、呬、吹、嘻"六字和以肚脐为中心的升降开合动作，来调治人体相应脏腑功能，以达到防病健身、益寿延年的功效。本功法含预备势、起势和收势在内，总共9组动作，简单易学，便于随时、随地习练。对于身体健康的人来说，每个字吐6次为1遍，6个字吐36次为一轮，每天做一轮即可起到强身健体之功效。

去病延年六字法总诀

肝将嘘时目瞪睛，肺和呬气手双擎。心呵顶上连叉手，
肾吹抱取膝头平。脾病呼时须撮口，三焦客热卧嘻宁。

——（明）胡文焕《类修要诀》

动作

身体中正，两脚开立，宽与肩同，两膝微屈，松腰松
胯，含胸挺背，两臂自然垂于身体两侧。唇齿合拢，舌尖
放平，轻贴上腭。目视前下方或反观内视，屏息体会脉搏
之跳动，待呼吸微微绵绵犹如安睡状态再开始练功。（图
1、1背面）

动作要点：

全身放松，思想安静，呼吸自然。

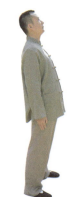

图1　　　　　图1背面

易犯错误

①两膝过于挺直或过于弯曲，造成髋关节和膝关节
的紧张。
②身体后仰，抬头挺胸凸腹，目视前上方。（图2）

纠正方法：

①自然屈膝，似屈非屈，关节放松。
②身体中正，下颌内收，肩微内含，放松调息。

功理与作用

①可放松身心，渐入练功状态，还能打通任、督二脉，利于全身
气血的运行。
②集中注意力，有助于养气安神，消除疲劳及内心焦虑。

图2

中医理论认为，通过身体的放松和气息的调整，可以使气血运行顺畅，达到强身
健体的效果，而且通过预备势的练习，可以起到集中精神的作用，抚平浮躁、焦虑的
情绪，为接下来的练功打好基础。

起势

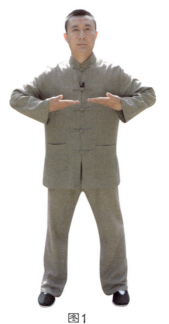

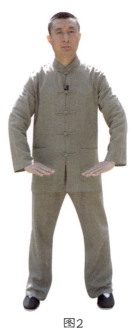

图1   图2

动作

①接上式，两臂屈肘，两掌由体侧朝身前翻转，掌心向上，十指指尖相对，缓缓上托至胸前，与两乳同高。目视前方。（图1）

②两掌内翻，掌心向下，缓缓下按至肚脐前。目视前方。（图2）

③两腿屈膝下蹲，身体向后坐。手随身动，两掌内旋外翻，缓缓向前拨出，至两臂成抱球状，掌心向内。（图3）

④起身，两腿微屈，两掌缓缓收拢至腹前，两手相握（男性右手在外，女性左手在外），虎口交叉，掌心向内轻覆肚脐，静养片刻。自然呼吸，稍停留，目视前方。（图4）

动作要点：

　　两掌上托或向身内收拢时吸气，下按或向前拨出时呼气。

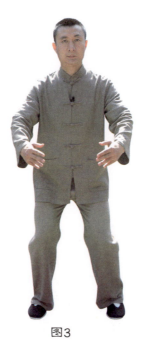

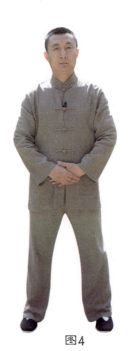

图3   图4

易犯错误

①行功时抬头挺胸，目光仰视。
②两掌轻覆肚脐，静养时两肘后夹，或者两掌
虎口不相握。（图5）

纠正方法：
①两掌上托时，张肩含胸；两掌下按或向前拨
出时，身体后坐。目平视前方。
②两掌轻贴肚脐时，两肘略外展，两腋虚空；两
手虎口相握，男性右手在外，女性左手在外。

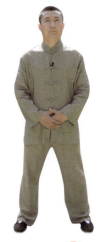

功理与作用

　　在呼吸的配合下，通过两掌托、按、
拨、拢，及下肢节律性的屈伸，可以外导内

图5 ✕

行，协调人体"内气"的升、降、开、合，促进全身气血的顺畅，为接下来各式的习练做
好准备。肢体关节的节律性运动，还可以强健其活动功能。

　　六字诀起势动作相对简单，主要是通过肢体动作与呼吸的配合来进行调息。习
练时，应有意识地将呼吸和动作相结合，并注意呼吸的长短和动作的过程相协调。
如两掌上托时吸气，两掌缓缓下按时呼气；两掌缓缓外翻向前拨出时呼气，两掌缓
缓向内收拢时吸气。这样，在呼吸的配合下，肢体的节律性运动就可以协调人体内
气的上升、下降、外开、内合，从而促进全身气血的畅通。
　　起势的动作比较平和舒缓，可以使人在动作修习中安心凝神，进入宁静、平和的练功状
态，使人身心愉悦，也为接下来的功法练习起到铺垫作用。同时，该动作呼吸与肢体动作的紧
密结合，还有益于左右脑的联合运用，对增强记忆力和缓解失眠、忧郁、烦躁等具有积极的促
进作用。

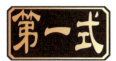 **■嘘字诀平肝气■**

嘘肝气诀

肝主龙涂位号心，病来还觉好酸辛。

眼中赤色兼多泪，嘘之病去立如神。

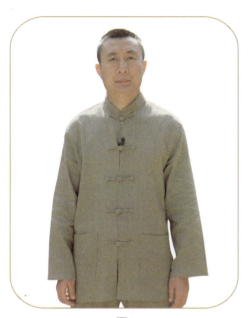

图1

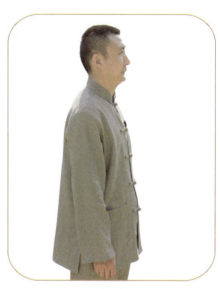

图1侧

发音与口形

①发音："嘘"的声母为"x"，韵母为"ü"，念
"xū"，为平声。（右图嘘字诀）

②口形：口唇撮圆，上下门牙，中留缝隙，舌尖向前。

③要领：发音吐气时，气从舌上与上腭之间缓缓而出，
从齿间扁平送出。（图1、图1侧）

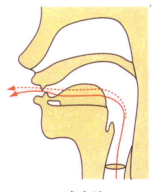

嘘字诀

动作

①接上式。两手松开，两掌外翻，掌心向上，向后回缩至腰间，小指端轻贴腰际。目视前方。（图1）

②两脚保持不动，身体向左转90°；手随身动，右掌由腰间向左上方缓缓穿出，至约与肩同高，同时口吐"嘘"字音；两目渐渐圆睁，目视右掌穿出方向。（图2）

③右掌沿原路收回腰间，同时身体向右回转90°朝向正前方，目视前方。（图3）

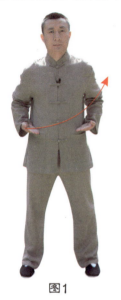
图1

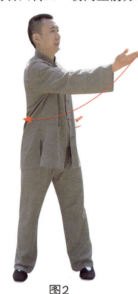
图2

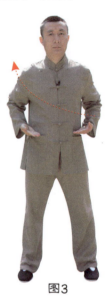
图3

④两脚仍保持不动，身体再向右转90°；手随身动，左掌由腰间缓缓向右上方穿出，至约与肩同高，同时口吐"嘘"字音；两目渐渐圆睁，目视左掌穿出方向。（图4）

⑤左掌沿原路收回腰间，同时身体向左回转90°，朝向正前方，目视前方。（图5）

以穿掌收掌为1遍，左右两掌各3遍，并共吐"嘘"字音6次。

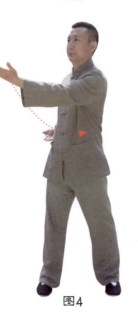
图4

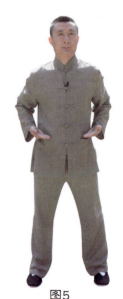
图5

动作要点：

　　动作与发音、呼吸协调一致，穿掌时口吐"嘘"字音，收掌时以鼻吸气。

易犯错误

①转体时重心不稳，身体后仰或前倾。
②动作与发音、呼吸配合不协调。
③穿掌方向不正确。（图6、图7）

纠正方法：
①转体时两脚保持不动，身体中线保持
垂直做水平旋转。
②动作与发音、呼吸协调一致，穿掌时
吐气发音，收掌时以鼻吸气。
③穿掌方向与转身方向一致。

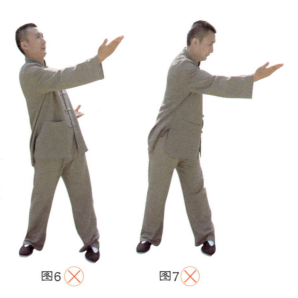

图6 ⊗　　　　图7 ⊗

功理与作用

①中医理论认为，"嘘"字诀可平肝气，具有泄出肝之浊气、调理肝脏功能的作用。两掌
一左一右交替向对侧穿掌，可外导内行，使肝气升发，气血调和，同时配合两目圆睁，还
可疏肝明目。
②身体的左右旋转，可锻炼腰部，按摩腹内的组织器官，提高人体消化功能，活络腰膝关
节，并且疏通和调节人体带脉，使全身气机得以顺利升降。

中医堂　　中医理论认为，肝主藏血，是贮藏血液的主要器官，有调节血流量的功能。当人
体活动量大时，用血就多；休息睡眠时，需血量少，一大部分就归于肝内。如果肝脏
调节血量功能失常，就会影响人体的正常活动，同时出现血液方面的病变。如肝血不
足，则两眼昏花、筋肉拘挛等。口吐"嘘"字能够排出肝内浊气，调理肝脏功能，还
能治疗肝肿大、胸胁胀闷、食欲不振、两目干涩、头目眩晕等症。如果再配合两目圆睁，对疏肝
明目也很有效。

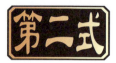 ■呵字诀补心气■

呵心气诀

心源烦躁急须呵，此法通神更莫过。
喉内生疮并热痛，依之目下便安和。

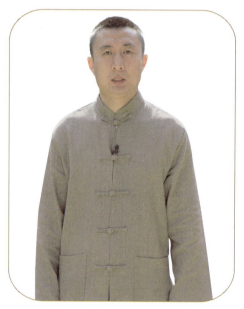

图1

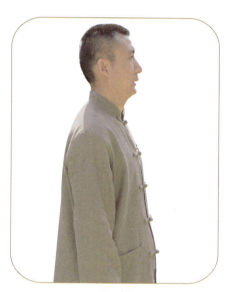

图1侧

发音与口形

①发音："呵"的声母为"h"，韵母为"e"，念
"hē"，为平声。（右图呵字诀）

②口形：口半张，舌尖轻顶下齿，下颏放松。

③要领："呵"为舌音，发声吐气时，舌体上拱，舌边
轻贴上槽牙，从舌与上腭之间缓缓将气呼出体外。（图
1、图1侧）

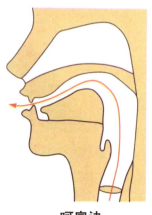

呵字诀

动作

①接上式。以鼻吸气，两掌小指轻贴腰际微向上提，指尖朝向斜下方。目视前方。（图1）

②两腿屈膝下蹲，身体重心微下沉，同时两臂微屈，两掌向前下约45°方向缓缓插出，目视前下方。（图2）

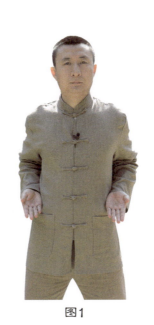

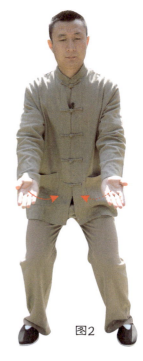

图1 图2

③两臂微微屈肘后收，两掌掌心向上，小指端相靠成捧掌，高约与肚脐平。微低头，目视两掌掌心。（图3）

④起身，两膝缓缓伸直，同时屈肘将两掌上捧，掌心向内，两中指指尖约与下颌同高。目视前下方。（图4）

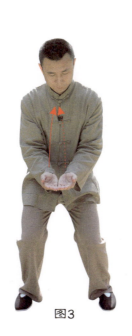

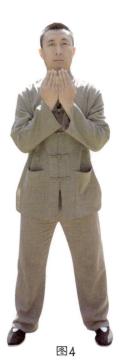

图3 图4

⑤两肘外展，上抬至约与肩同高，同时两掌小指端分开，内翻使指尖朝下，掌背相靠。目视前方。（图5）

⑥两掌缓缓下插，同时口吐"呵"字音，目视前方。（图6）

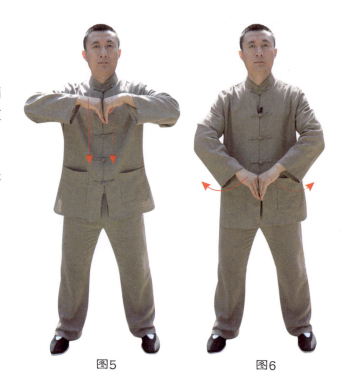

图5　　　　　图6

⑦两掌下插至肚脐前时，两腿微屈下蹲，同时两掌分开，内旋外翻，掌心向外缓缓向前拨出，至两臂成圆。目视前下方。（图7）

⑧两掌外旋内翻，掌心向上，小指端相靠成捧掌；微低头，目视两掌心。（图8）

将以上④至⑥的动作重复6遍。本式共吐"呵"字音6次。

动作要点：

　　两掌捧起时以鼻吸气，两掌下插、外拨时呼气，口吐"呵"字音。

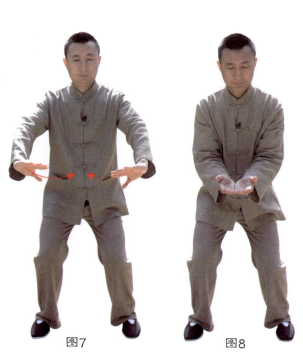

图7　　　　　图8

易犯错误

①两掌上提至腰际时，两掌平端。
②两掌向前下插出时，手掌过高或过低。
③两掌捧起、屈肘时，抬头挺胸，或者距离身体过远。
④动作僵硬，两膝屈蹲与手部动作配合不协调。（图9）

纠正方法：
①两掌上提至腰际时，指尖朝向斜下方。
②两掌缓缓向前下约45°方向插出。
③两掌捧起、屈肘时，低头含胸；两掌捧至胸前时，距离身体约10厘米，两中指与下颌同高。
④动作柔缓、协调，两掌上捧时两膝缓缓伸直，两手臂外撑时屈膝下蹲。

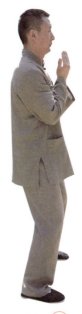

图9 ⊗

功理与作用

①中医理论认为，"呵"字诀与心相应，具有泄出心之浊气、调理心脏功能的作用。两掌的上捧和翻掌下插，可以外导内行，使肾水上升，以制心火。而心火下降可温肾水，使心肾相交、水火相济，进而调理心肾功能。
②两掌捧、翻、插、拨的动作，以及肩、肘、腕、指各个关节柔和连续的屈伸旋转运动，可锻炼上肢关节的柔韧性和功能的协调性，从而对中老年人的上肢骨关节退化等病症起到防治作用。

中医堂　中医理论认为，心为"天君"，主血脉和神明，在五脏六腑中占有首要地位，各脏腑的功能活动均依赖心起统领和调节作用。这里所说的心，并不仅仅是指解剖学中的心脏，还包含大脑皮层活动。
　　心主血脉，是指心脏有推动血液在脉管中运行的作用。实质上血与气是不能分离的物质，血离了气不能运行，只有心气旺盛，才能维持血液在脉内正常地运行，周流不息，营养全身，而心气不足，可引起心血管系统的病变。
　　口吐"呵"字可以排出脏内浊气，调理心脏功能，治疗心悸、心绞痛、失眠、健忘、盗汗、口舌糜烂、舌强语塞等心经疾患。

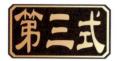 ■ **呼字诀培脾气** ■

呼脾气诀

脾宫属土号太仓，疾病行之胜药方。

泻痢肠鸣并吐水，急调呼字免成殃。

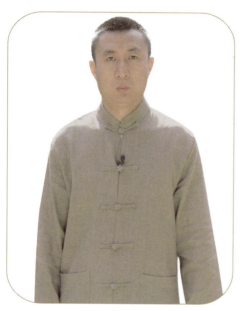

图1

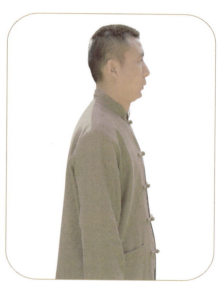

图1侧

发音与口形

①发音："呼"的声母为"h"，韵母为"u"，念"hū"，为平声。（右图呼字诀）

②口形：撮口如管状，舌放在中央用力前伸，两侧向上微卷。

③要领："呼"为喉音，发声吐气时，口唇撮圆，舌两侧上卷，气从喉出，经撮圆的口唇呼出体外。（图1、图1侧）

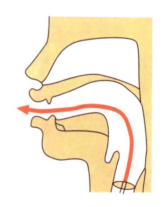

呼字诀

动作

①接上式。两掌下插至肚脐前时，两腿微屈下蹲。两掌分开，内旋外翻，向前拨出，至两臂成圆。目视前方。（图1）

②两掌再外旋内翻，掌心向内与肚脐相对，五指自然张开，指尖斜相对，两掌心间距与掌心至肚脐距离相等。目视前方。（图2）

③起身，两膝缓缓伸直；两掌缓缓向肚脐方向合拢，至肚脐前约10厘米。（图3）

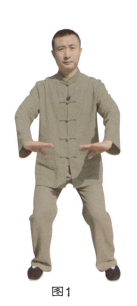
图1

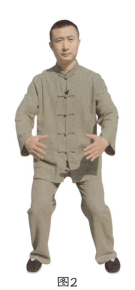
图2

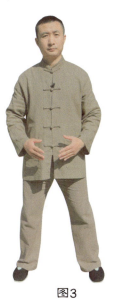
图3

④两腿微屈下蹲，同时两掌缓缓外展，两掌心间距与掌心至肚脐距离相等，两臂成圆形，并口吐"呼"字音。目视前方。（图4）

⑤起身，两膝缓缓伸直，同时两掌缓缓向肚脐方向合拢。（图5）

以上动作④⑤重复6遍。本式共吐"呼"字音6次。

动作要点：

动作紧密配合呼吸，两掌向肚脐方向收拢时吸气，外展时口吐"呼"字音。

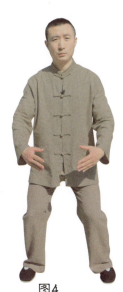
图4

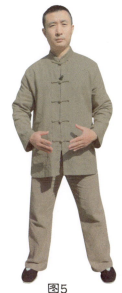
图5

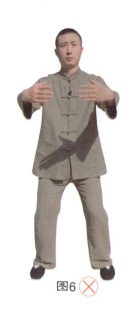
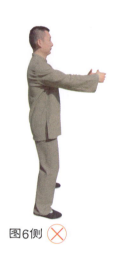
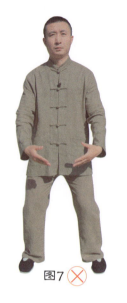
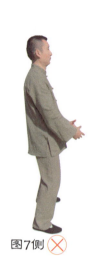

图6 ⊗　　　　　图6侧 ⊗　　　　　图7 ⊗　　　　　图7侧 ⊗

易犯错误

①两掌开合时位置不正确，偏高或偏低，未自然撑圆放松。（图6、图6侧）
②两掌外开时挺腰凸腹。（图7、图7侧）

纠正方法：
①两掌开合时，意念以肚脐为中心前后左右掤开，混元自然。
②两掌外开时，身体后坐，臂掌外撑，手腰运动方向相反。

功理与作用

中医理论认为，呼字诀与脾脏相应，具有泄出脾胃之浊气、调理脾胃功能的作用。肚脐即神阙穴，是任脉上的重要穴位之一。任脉总领一身阴经，循行于胸腹正中，上联心肺，中经脾胃，下通肝肾，因而神阙穴是为经气之海，五脏六腑之本。通过两掌与肚脐之间的开合，外导内行，可使整个腹腔形成较大幅度的舒缩运动，从而促进肠胃蠕动、健脾和胃、消食导滞。

中医堂　中医理论认为，脾主运化。脾的主要作用是帮助肠胃消化水谷，吸收和输送营养精微。脾为营血生化之源，脏腑肢体各部的营养物质都来源于脾的运化。这种运化功能包括两方面：一是将从胃部纳入的食物经过腐熟消化后，吸收其精微，输运到心脏，通过心肺营养全身；二是运化水液，调节水液的代谢，将食入胃部的水液精微上输于肺，再运至全身。因为运化的特点都是上升的，所以说脾主"升清"。若脾气不能升清而下降，则可导致泄泻等症。

38

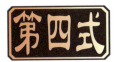 ■呬字诀补肺气■

呬肺气诀

呬呬数多作生涎，脑膈烦满上焦痰。

若有肺病急须呬，用之目下自安然。

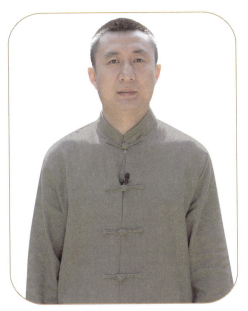

图1

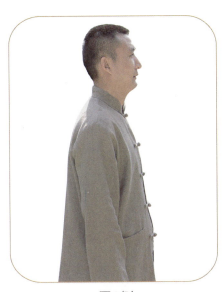

图1侧

发音与口形

①发音："呬"的声母为"x"，韵母为"i"，念"xì"，为入声。（右图呬字诀）

②口形：开口张腭，舌尖轻抵下腭，口出音。

③要领："呬"为齿音，发声吐气时，上下门牙对齐，留有狭缝，舌尖轻抵下齿，气从齿间呼出体外。（图1、图1侧）

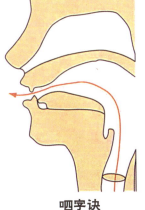

呬字诀

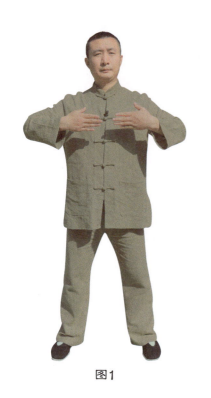

图1

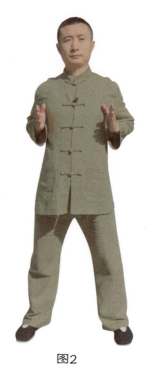

图2

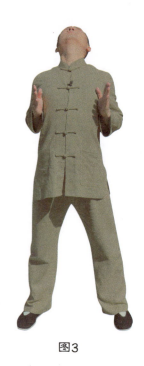

图3

动作

①接上式。两掌缓缓抬至胸前，掌心向内，指尖相对，约与胸同高。目视前方。（图1）

②两肘下落夹于肋部，两手顺势立掌于肩前，掌心相对，指尖向上。目视前方。（图2）

③两肩胛骨向后展，朝脊柱靠拢，展肩扩胸，藏头缩颈。身微后仰，目视前斜上方。（图3）

④两腿微屈下蹲，同时松肩伸颈，上身中正，屈肘将两掌缓缓向前平推至掌心向前，并口吐"呬"字音。目视前方。（图4、图5）

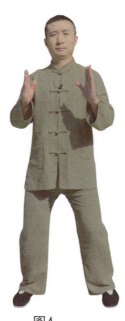

图4

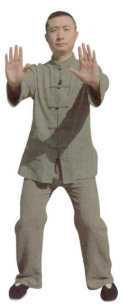

图5

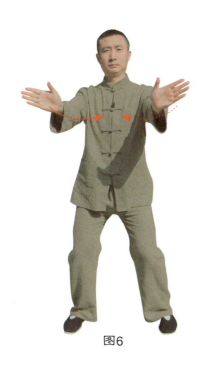

图6

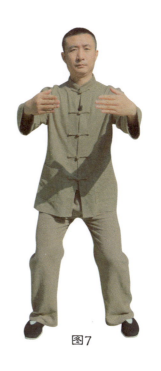

图7

⑤两掌向外旋腕，转至掌心向内、指尖相对，宽约与肩同。目视前方。（图6、图7）

⑥起身，两膝缓缓伸直，同时屈肘将两掌缓缓收拢至胸前约10厘米处，指尖相对。目视前方。（图8）

动作②～⑥重复6遍。本式共吐"呬"字音6次。

动作要点：

动作与呼吸、发音紧密配合，推掌时呼气，口吐"呬"字音；两掌缓缓朝身内收拢时以鼻吸气。

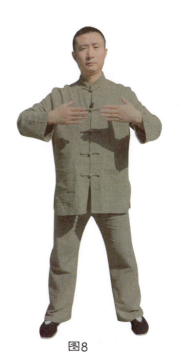

图8

易犯错误

①立掌、展肩扩胸、藏头缩项同时完成。
②两肘下落不到位，虚腋未夹肘。（图9）
③藏头缩颈时，头部过于后仰。（图10）

纠正方法：
①依次按照先立掌，后展肩、扩胸，再藏头缩颈的顺序完成动作。
②两肘下落后紧贴肋部，夹肘。
③藏头缩颈时，下颌略内收。

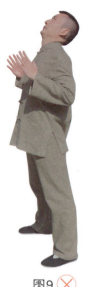 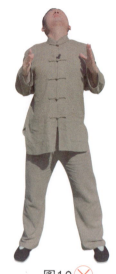

图9 Ⓧ   图10 Ⓧ

功理与作用

①中医理论认为，"呬"字诀与肺相对应，具有泄出肺之浊气、调理肺脏功能的作用。通过展肩扩胸的动作，可以扩张胸廓，提高肺活量。肢体动作配合呼吸，使先天丹田之气上升和吸入的后天自然清气在胸中汇合，可锻炼肺部呼吸功能，促进气血在肺内的充分融合，以及与气体的交换作用。
②立掌展肩与松肩推掌，可使肩胛骨充分松展的同时，刺激颈项、肩背部周围的穴位，有效地解除颈、肩、背部的肌肉和关节疲劳，对颈椎病、肩周炎和背部肌肉劳损等病症具有防治作用。

中医堂

中医理论认为，肺主气，司呼吸。气是人体维持生命活动的重要物质，"气聚则生，气散则死""百病皆由气生"。肺部之气，一是来源于脾和胃中食物之精微，合先天之元气；二是来源于体外吸入的大自然之清气，即氧气。这两方面的气汇合于肺中，产生宗气。宗气是促进和维持人体机能活动的动力：一方面维持肺的呼吸功能，通过吐故纳新完成体内外气的交换；另一方面由肺入心，推动血液循环，辅助心维持其正常活动。肺主气的功能正常，则气道畅通，呼吸自然；若肺气不足或功能异常，则会出现呼吸无力、咳嗽、气喘、呼吸不利，以及语音低微、身倦无力等气虚症状。

口吐"呬"字可以排出肺部浊气，调理肺脏功能。两臂左右展开能够展肩扩胸，使吸入的大自然的清新之气布满胸腔，同时小腹内收，使丹田之气也上升到胸中。先天、后天之气在胸中汇合，有助于锻炼肺的呼气功能，促进气血在肺内的充分融合与气体交换作用。

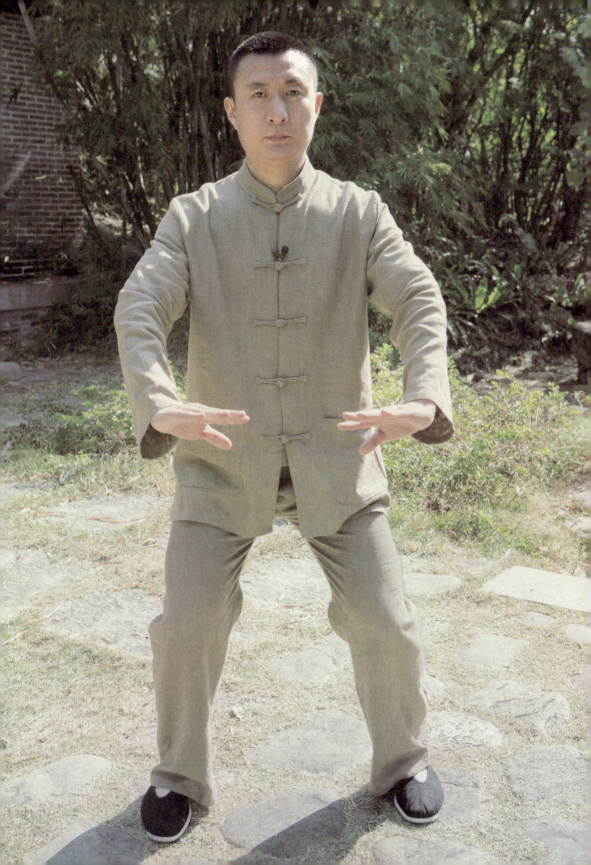

第五式 ■吹字诀补肾气■

吹肾气诀

肾为水府主生门，有病尪羸气色昏。

眉蹙耳鸣兼黑瘦，吹之邪妄立逃奔。

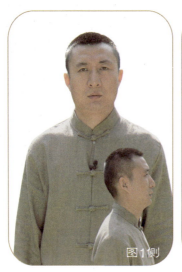
图1

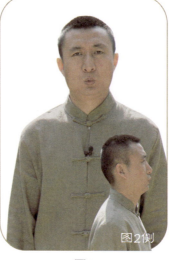
图2

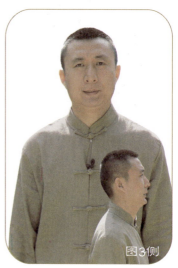
图3

发音与口形

①发音："吹"的声母为"ch"，韵母为"ui"，念"chuī"，为平声。（右图吹字诀）

②口形：撮口，两嘴角向后咧，舌尖微向上翘，唇出音。

③要领："吹"为唇音，口唇先撮圆，发声吐气时，槽牙相对，气从喉出经舌两边绕舌下，经唇间缓缓呼出体外。吹字发音可分为三步：第一步，舌尖轻抵上齿内侧，两唇和牙齿稍微张开，发"ch"（图1、图1侧）；第二步，把张开的两唇稍微闭合，舌尖放平，发"u"（图2、图2侧）；第三步，把两唇再稍微张开，同时舌尖轻抵下齿内侧，发"i"（图3、图3侧）。将这三步连起来，读作"吹"。

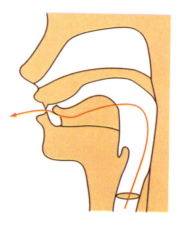
吹字诀

44

动作

①接上式，两掌前推，随后松腕，翻掌前伸，指尖向前，掌心向下。（图1、图2）

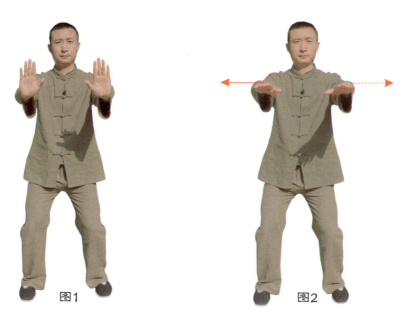

图1   图2

②两臂向身体两侧分开，侧平举，掌心斜向后，指尖向外。（图3）

③两臂内旋，两掌向身后画弧，掌心轻贴腰眼，指尖斜向下。目视前方。（图4、图4背面）

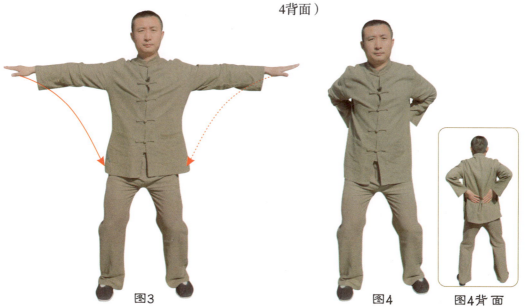

图3   图4   图4背面

④两腿微屈下蹲，同时两掌向下沿腰骶、两大腿外侧下滑，口吐"吹"字音。（图5、图5背面、图6、图6背面）

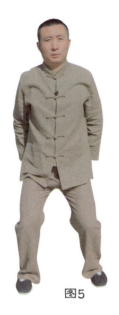
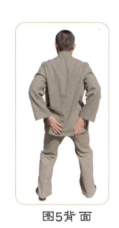

图5 　　　　　　图5背面

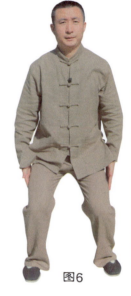
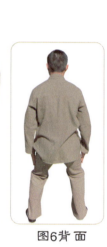

图6 　　　　　　图6背面

⑤两臂屈肘上提，环抱于腹前，掌心向内，指尖斜相对，高约与脐平。目视前方。（图7）

⑥两膝缓缓伸直，同时两掌缓缓回收至腹部，指尖斜向下，虎口相对，掌心轻抚腹部。目视前方。（图8、图9）

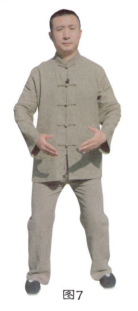
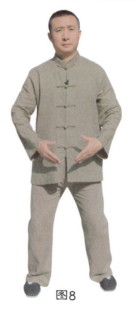
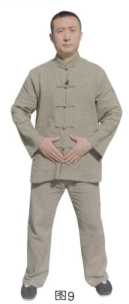

图7 　　　　　　图8 　　　　　　图9

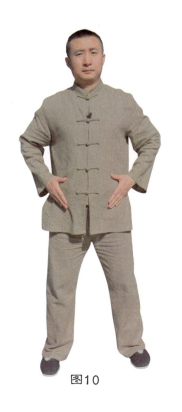

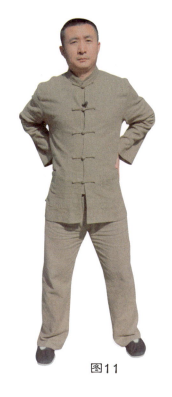

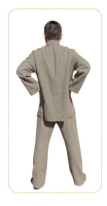

图10   图11   图11背面

⑦两掌沿带脉向后按摩至后腰部，两掌掌心轻贴腰眼，指尖斜向下。目视前方。（图10、图11、图11背面、图12、图12背面）

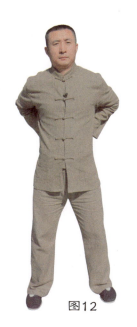

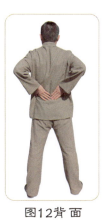

图12   图12背面

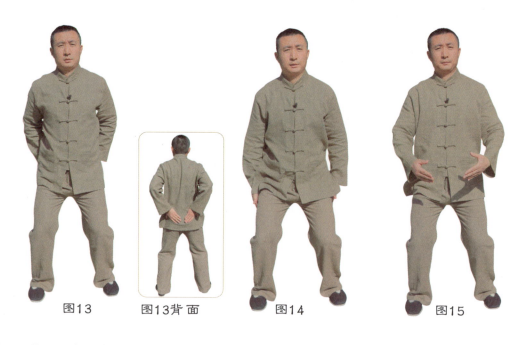

图13　　　　图13背面　　　　图14　　　　图15

⑧两腿微屈下蹲，同时两掌向下沿腰骶、两大腿外侧下滑，口吐"吹"字音。（图13、图13背面、图14）

⑨两臂屈肘上提，环抱于腹前，掌心向内，指尖斜相对，高约与脐平。目视前方。（图15）

　　动作⑥~⑨重复5遍。本式共吐"吹"字音6次。

动作要点：

　　动作与呼吸、发音紧密配合，两掌从腰部下滑、环抱于腹前时呼气，口吐"吹"字音；两掌向后收回、横向按摩至腰时以鼻吸气。

中医堂

　　中医理论认为，肾为先天之本、五脏之根。其功能极为重要，包括藏精、纳气、主骨、生髓和主管水液的运行，影响人体的生长发育、生殖、水液代谢、免疫力强弱、大脑发育、血液循环等各项生理活动。

　　命门之火是肾脏功能的动力，也是人体热能的发源地，又称"元气""元阳""真火"。肾所藏之精，无论先天、后天，都需一定温度才能发挥作用。命门火衰，一方面易致不孕不育，另一方面易出现泄泻等症。

　　口吐"吹"字可以排出肾脏浊气，调理肾脏功能。肾位于腰部脊柱两侧，腰部功能的强弱与肾气的盛衰息息相关。下蹲动作不仅能够刺激脊柱，还能活化腰部，具有壮腰强肾、预防衰老的功效。

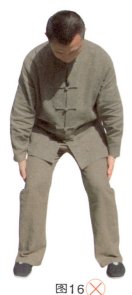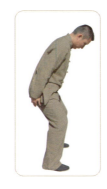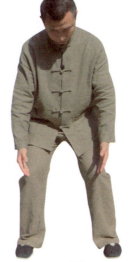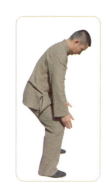

图16 ⊗　　　　　图16侧　　　　　图17 ⊗　　　　　图17侧

易犯错误

①两臂由侧平举直接下落于身体两侧。

②两腿微屈下蹲时，身体前倾，低头弯腰。（图16、图16侧）

③两掌沿腰骶、双腿外侧下滑时，伸臂前举，动作僵硬不自然。（图17、图17侧）

纠正方法：

①两臂内旋，两掌向后画弧至腰部。

②两腿微屈下蹲时，上身中正，下颌内收。

③两掌自然松垂，沿腿外侧自然下滑，再缓缓屈肘上提。

功理与作用

①两掌柔缓地前推以及两臂外开、向后画弧伸展的导引动作，可疏通颈、肩、腰、腿疼痛部位软组织气血，起到缓解疼痛的作用，对增强肌肉、肌腱等组织力量，提高肌肉、肌腱、韧带等组织的柔韧性都有一定效果。

②中医理论认为，吹字诀与肾相应，具有泄出肾之浊气、调理肾脏功能的作用。"腰为肾之府"，肾位于腰部脊柱两侧，腰部功能的强弱与肾气的盛衰息息相关。通过两手对腰腹部的按摩，有助于壮腰健肾、增强腰肾功能和预防衰老。

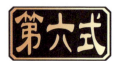 ■嘻字诀理三焦■

嘻三焦诀

三焦有病急须嘻，古圣留言最上医。

若或通行去壅塞，不因此法又何知。

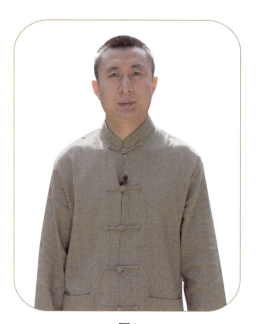

图1

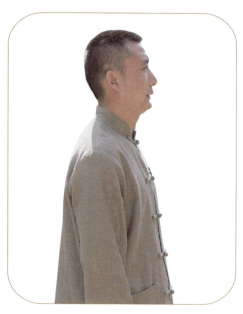

图1侧

发音与口形

①发音："嘻"的声母为"x"，韵母为"i"，念"xī"，为平声。（右图嘻字诀）

②口形：两唇微启，舌微伸有缩意，舌尖向下，有嘻笑自得之貌、怡然自得之心。

③要领："嘻"为牙音，发声吐气时，舌尖轻抵下齿，嘴角略后引并上翘，槽牙上下轻轻咬合，呼气时使气从槽牙边的空隙中经过呼出体外。（图1、图1侧）

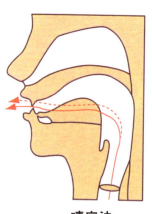

嘻字诀

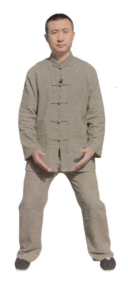

图1

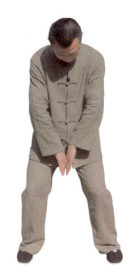

图2

①接上式，两掌环抱，在体前自然下落至大腿根。目视前方。（图1）

②两掌内旋外翻，掌背相合不贴，掌心向外，指尖向下。低头，目视两掌。（图2）

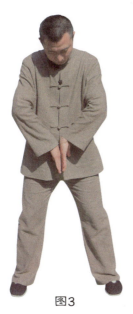

图3

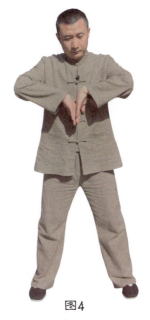

图4

③渐起身，两膝缓缓伸直，同时提肘带手，两掌上提至胸前。（图3、图4）

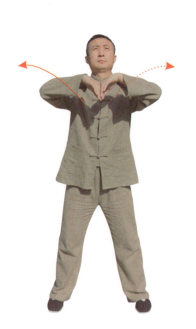

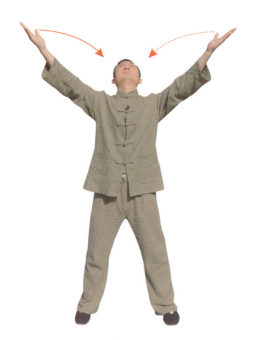

图5   图6

④两手继续上提，至面前时两掌向外分开，朝两侧上举，两臂成弧形，掌心斜向上。头朝
上仰，目视上方。（图5、图6）

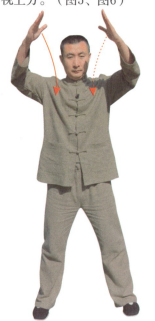

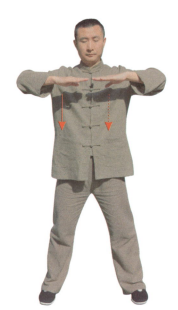

图7   图8

⑤两臂屈肘，两手经面前回收至胸前，高约与肩同，指尖相对，掌心向下。头回转正前
方，双目微闭。（图7、图8）

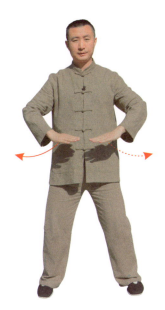

图9

⑥两腿微屈膝下蹲，同时两掌缓缓下按至肚脐前，并开始口吐"嘻"字。（图9）

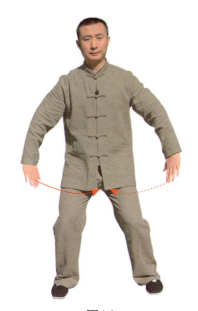

图10

⑦两掌继续向下、向左右外展，至髋旁约15厘米处，掌心向外，指尖向下。目视前下方，并持续口吐"嘻"字音。（图10）

⑧两掌掌背相对，掌心向外，指尖向下，合于小腹前，同时低头，目视两掌。（图11）

以上动作③～⑦重复6遍。本式共吐"嘻"字音6次。

动作要点：

动作与呼吸、发音紧密配合，两手上提、两掌向外分开、朝两侧上举时以鼻吸气，两掌从胸前下按、向左右外展时呼气，口吐"嘻"字音。

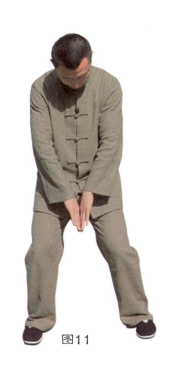

图11

易犯错误

①两掌内旋外翻，翻掌时不充分，两手背斜相对，或两掌背紧贴在一起。

②两臂未上提至胸前就在身前打开，向两侧上举时直臂伸出。（图12）

③两肘下垂时，两手不经面前直接下落于肚脐前。

④两掌向下、向左右外展时，两手直臂下落，两肘不弯曲。

纠正方法：

①两掌充分内旋外翻，两掌背相对但不相贴，掌心向外，指尖向下。

②两臂先上提至胸前，然后继续上提至面前时分开，向两侧上举时两臂成弧形。

③两肘下垂时，两手顺原路经面前回收至胸前，再缓缓下按至肚脐前。

④两掌向下、向左右外展时，两肘弯曲，两臂成弧形。

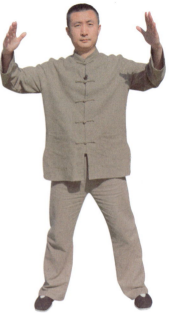

图12 ⊗

功理与作用

中医理论认为，"嘻"字诀与少阳三焦之气相对应，具有疏通少阳经脉、调和全身气机的作用。上肢较大幅度的动作运动，如提手、分掌、外展、上举的动作导引，可使胸腹微微舒展，对全身的气机起到提升、外展的作用。两臂屈肘下按，向下、向外左右分开至两髋外侧，又可起到调节全身气血的作用。在调和全身气血的同时，还可辅助口吐"嘻"字疏通少阳三焦之气。

"嘻"字诀也可缓解胆病。

三焦属六腑之一，是上焦、中焦和下焦的合称。上焦为横膈以上的内脏器官，包括心、肺；中焦为横膈以下至脐的内脏器官，包括脾、胃、肝（按部位划为中焦，但因肝与肾关系密切，故也常将肝肾一同划归为下焦）、胆等内脏；下焦为脐以下的内脏器官，包括肾、大肠、小肠、膀胱。所以三焦不是一个独立的脏腑器官，而是用以划分人体内脏部位的特殊概念。

三焦行元气于全身，是人体之气升降出入的通道，也是气化的场所，故称三焦有"主持诸气，总司全身气机和气化"的功能。若元气虚弱，三焦通道运行不畅或衰退，就会导致身体某部位或全身气虚的现象。

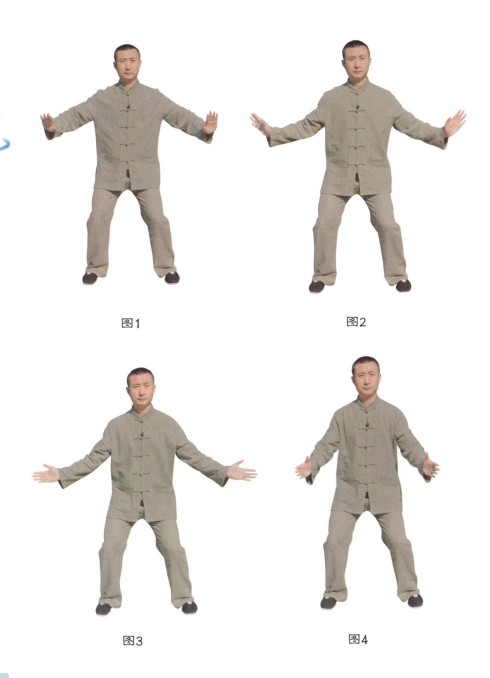

图1　　　　　　　　　　图2

图3　　　　　　　　　　图4

动作

①接上式，两手外旋内翻，转腕画小圆，至掌心向内。（图1、图2、图3、图4）

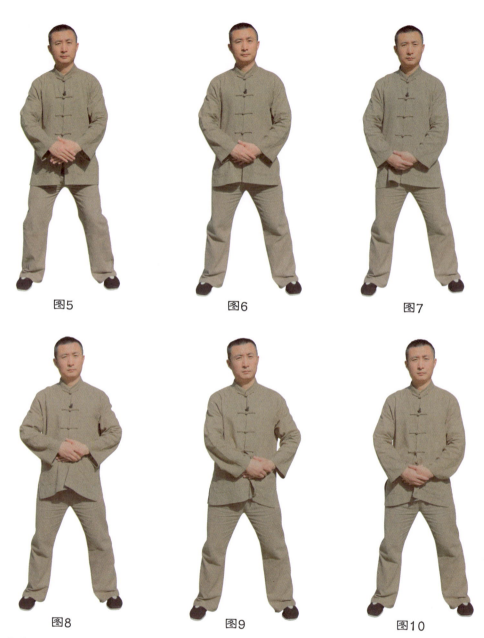

图5   图6   图7

图8   图9   图10

②两掌在腹前缓缓相握（男性右手在外，女性左手在外），虎口交叉，轻覆于肚脐上。同时，两膝缓缓伸直，目视前方，静养片刻。（图5）

③两掌以肚脐为中心揉腹，男性先顺时针揉6圈，女性先逆时针揉6圈。（图6、图7、图8、图9、图10）

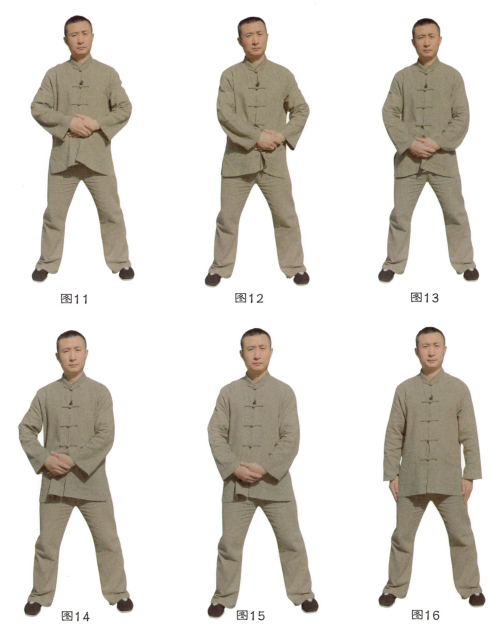

图11　　　　　　　图12　　　　　　　图13

图14　　　　　　　图15　　　　　　　图16

④然后男性再逆时针揉6圈，女性则顺时针揉6圈。（图11、图12、图13、图14、图15）

⑤两掌松开，两臂朝身体两侧分开，自然垂于体侧。目视前方。（图16）

动作要点：

呼吸深长细匀，内心平和，身体松柔，收气静养。

易犯错误

①男性两手相握时，左手在外。（图17）

②两掌轻覆位置不对。（图18）

③两掌揉腹用力过猛（图19），或揉腹时幅度过大。（图20、图21、图22）

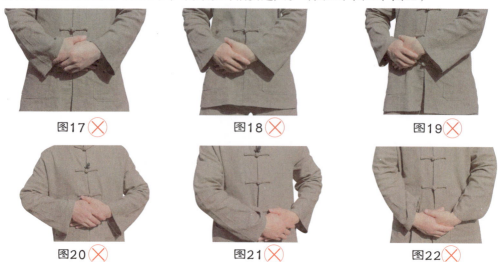

图17⊗　　　　　图18⊗　　　　　图19⊗

图20⊗　　　　　图21⊗　　　　　图22⊗

纠正方法：

①两手相握时，男性右手在外，左手在内。女性相反。

②两掌轻覆于肚脐上。

③两掌揉腹力度适中，幅度不宜过大。

功理与作用

　　收势的收气静养按揉脐腹，可起到引气归元的作用，使习练者从练功的状态渐渐转为静养，从而恢复到正常状态。

手摩印堂热，口行六字诀：一呵心气宁，二呼脾气彻，三呬肺气清，四吹肾气实，五嘘肝气和，六嘻胆火熄。左右鸣天鼓，挽弓须用力。叩齿盼双肩，闭兑垂帘寂。宽衣就枕初，两足有伸屈。神会黄庭中，升降看日月。先把天门开，随把地户逼。坎离交媾时，春酒甜如蜜。呼吸在丹田，不由口和鼻。如在太虚中，方是真胎息。不知混沌初，不知天地没。真伪自然分，青天看霹雳。子前午后行，朝朝不可缺。五味看四时，生冷厚味绝。妖祟不敢侵，风寒不能入。长生天地间，仙凡原不隔。

——清·冯曦《颐养诠要》

58

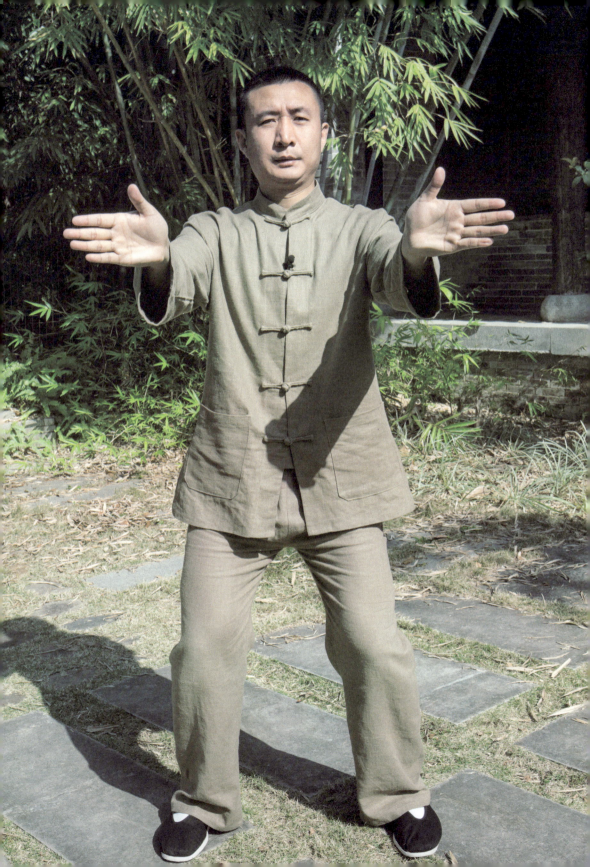

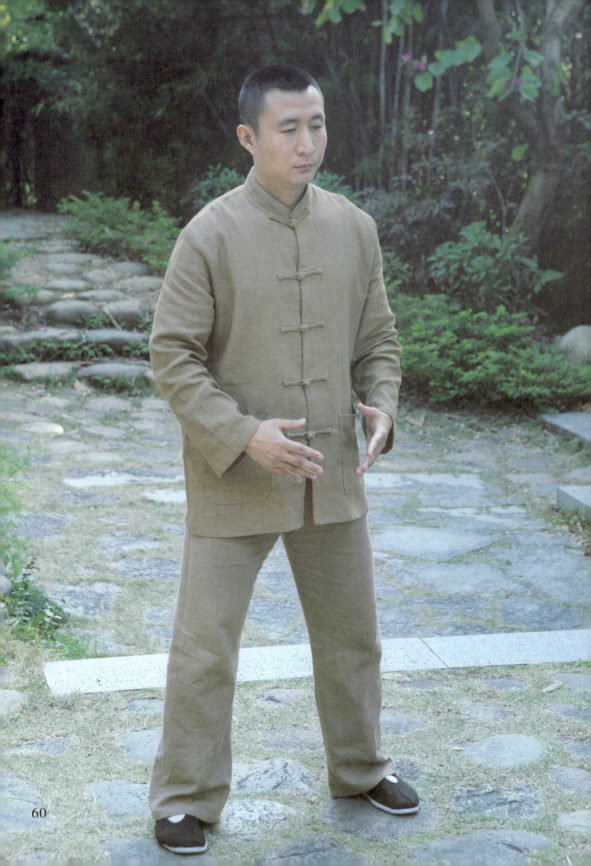

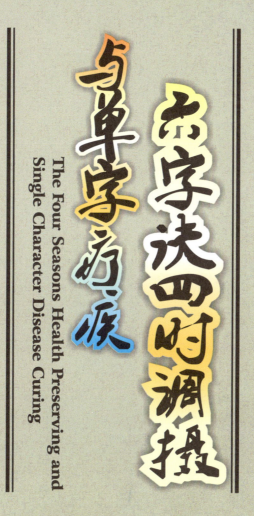

第四章

与单字疗疾

六字诀四时调摄

The Four Seasons Health Preserving and
Single Character Disease Curing

人与自然环境是息息相关的。古人认为，天地万物都有"春生、夏长、秋收、冬藏"的运动和变化规律，由此也倡导人们应该遵循"天人合一，顺应四时"的法则进行锻炼。六字诀的练习除了应顺应五行相生之顺序，还应顺应四时之季节，使疾病获得治愈。如若人体某一脏腑患病，还可以通过加练单吐六字诀中的一个或两个字，对病症加以调治，效果往往很好。

一、天人相应，四时调摄法

Coordination Between Nature and Human: The Four Seasons Health Preserving

唐朝施肩吾在《西山群仙会真记》写道："六字之妙……四时常有唏，三焦无不足，八节不得吹，肾府难得盛。" 明代胡文焕也强调："四季常是嘘，八节不得吹。" 古人把春夏秋冬四季称为"四时"，"八节"分别为立春、春分、立夏、夏至、立秋、秋分、立冬、冬至，两者合称为"四时八节"，表示一年的意思。习练六字诀也应顺应"四时八节"。

◎ 智者保养，须顺四时适寒暑

古人认为，人身体的变化与四季轮回是一致的，因此饮食起居、衣食住行必须与季节相适宜。《黄帝内经》中说："人以天地之气生，四时之法成。"人的生存需要依赖大自然的给养。人和大自然息息相关，大自然的变化必然会引起人体的变化。只有充分适应大自然的变化规律，遵循"天人相应"，人体才能处于健康平衡的状态。

"逆春气，则少阳不生，肝气内变；逆夏气，则太阳不长，心气内洞；逆秋气，则太阴不收，肺气焦满；逆冬气，则少阴不藏，肾气独沉。"《黄帝内经》以系统精湛的医学理论宣扬着"天人合一，顺应四时"的法则，这些根据不同季节、不同节气特点所进行的科学而

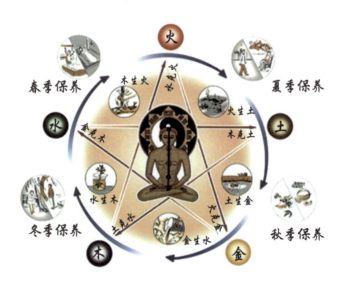

四季五行保养

准确的总结，已然成为后世之人保养保健的可靠依据。《黄帝内经》中言："故智者之保养也，必顺四时而适寒暑，和喜怒而安居处，节阴阳而调刚柔。如是则僻邪不至，长生久视。"懂得保养的人，一定会顺应气候的寒暑变化，调理情绪，安于所处的环境，调和阴阳，做到刚柔相济，这样邪气就不会侵袭身体，从而可以延年益寿。

人顺应四时节气的内容很多，其中最首要的是必须顺阴阳四时的变化来调养五脏，即随春生、夏长、秋收、冬藏来调养肝、心、脾、肺、肾，使肝气条达，心气温煦，脾气升提，肺气宣降，肾气固摄。

不同的季节应有不同的调养对象。正如明朝医学家张景岳所言："春应肝而生养，夏应心而养长，长夏应脾而养化，秋应肺而养收，冬应肾而养藏。"意思是，春天万物生发，要养肝、养阳；夏天是生长时节，主养心，晚睡早起，少发怒，该出汗就得出汗；仲夏季节又热又湿，要注意养脾、化湿；秋天是收获的季节，要养肺、养阴，早卧早起，情绪须安宁，否则会伤肺；冬天讲究养藏、养肾、养阴，要多晒太阳，早睡晚起。只有如此调和，求得身体阴阳平衡，才能成就健康保养。

六字诀的习练也讲究顺应四时。"春嘘明目夏呵心，秋呬冬吹肺肾宁。四季常呼脾化食，三焦嘻却热难停。"孙思邈在他所作的卫生歌中，用这几句总结了他在四季中练此功法有所侧重的依据，表明了六字诀与季节的关系。

◎ 春季练"嘘"字，养阳护肝

春三月，此谓发陈，天地俱生，万物以荣，夜卧早起，广步于庭，被发缓行，以使志生，生而勿杀，予而勿夺，赏而勿罚，此春气之应，保养之道也。逆之则伤肝，夏为寒变，奉长者少。

——《黄帝内经·素问·四气调神大论》

春季是农历的一至三月。在经历一个寒冷的冬天后，春回大地，万物复苏，鸟语花香，大自然呈现出一片欣欣向荣的景象，正是调养身心的好时节。一年之计在于春，若能顺应春季时令的法则进行保养，晚睡早起，往往可以起到事半功倍的效果，为全年的健康打下良好的基础。

春季气候回暖，万物生长，天地间的阳气开始回升，与此相应的是，人体内的阳气也开始逐渐上升。由于万物升发，人体内的气血由内向外发散，趋向于体表，体内阳气也向外蒸腾。因此很多人容易出现体表阳气充盛，而体内阳气虚弱的状况。所以，《黄帝内经》中提出了"春夏养阳"的法则，此时养阳，可起到事半功倍的效果。只有体内阳气充盛，才能适应春季阳气不断向外蒸腾的特点。

根据中医的五行理论，春季在五行中属木，与五脏中的肝相对应。五行中的木，指树木，树木具有生长、升发、舒畅、条达的特性。肝与树木相似，中医将肝的特性概括为"喜条达而恶抑郁"，就是说肝像树木一样，喜欢不受约束，不能被压抑。春季树木萌发生长，肝脏的功能也开始活跃，排出浊气，调理气血，肝气引导人体内的气血向外发散，就像树木向四周生长一样。因此，春季重在养肝、护肝。此时，宜以"嘘"字吐纳，泄出肝之浊气，疏肝理气，使肝气升发，气血调和，全身气机顺利升降。

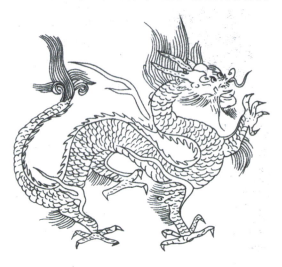

肝神图

神名龙烟，字含明。肝之状为龙，主藏魂。象如悬瓠，色如缟映绀，生心下，少近后。右四叶，左三叶。脉出于大敦。

——明·高濂·《遵生八笺》

六气治肝法

"嘘以治肝，要两目睁开为之，口吐鼻取，不使耳闻。"调理肝脏的疾病用发"嘘"音的吐纳方法。

坐姿、卧姿均可。用鼻缓缓长吸气，用口发"嘘"音呼出。用这种方法大"嘘"30遍，眼睛要睁开，以便排出肝内的邪气，去除肝脏的邪热，同时除去四肢灼热、眼睛昏暗长出肉障、眼角赤红风痒等病。反复发"嘘"音，要绵绵不断，效果才最好。病好了就停止，不能太过度，做多了会损伤肝气。病好后如果担心肝虚，可以用"嘘"作吸气的声音来补肝，使肝不虚，这样其他脏腑的邪气就不能进入肝脏。

总的来说，六字诀的吐纳方法都不可过分，过分就会损伤体内真气。人们若能常常心神内守，保持喜悦的情绪，不因恼怒动肝气，就不易引发肝病。

胆腑附肝，练"嘻"治胆

肝与胆关系密切，两者的功能息息相关。立春后，肝气升发，胆气也必须升发，才能带动其他脏腑之气升发，犹如春暖花开，万物俱荣。所以立春要重视对胆的养护调理。

六字诀中，"嘻"字诀与少阳三焦之气相对应，四季皆宜习练，这样三焦就不会出现气息不足的状况。此外，用"嘻"字发音出气，然后用呼气来补养，可缓解胆病。其方法为：先侧卧身，用鼻子缓慢地吸长气，再微微地口呼"嘻"，缓缓呼出微弱的声音。这样可以辅助治疗胆病，消除阴虚盗汗、面无颜色、小肠膨胀、脐下冷痛、口干舌涩等症。

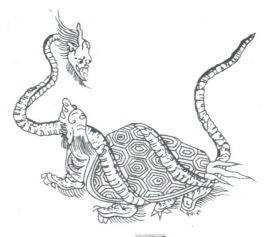

胆神图

神名龙耀，字威明。胆之状如龟蛇混形，其象如悬铇，色青紫，附于肝中。

——明·高濂·《遵生八笺》

◎ 夏季练"呵""呼"，养心调脾

夏三月，此谓蕃秀，天地气交，万物华实，夜卧早起，无厌于日，使志无怒，使华英成秀，使气得泄，若所爱在外，此夏气之应，养长之道也。逆之则伤心，秋为痎疟，奉收者少，冬至重病。

——《黄帝内经·素问·四气调神大论》

夏季是农历的四至六月。春生夏长，万物在春季获得新生，夏季则生长茂盛，处处都是枝繁叶茂的景象。夏季是植物生长速度最快的季节，也是人体新陈代谢最旺盛的时期，因此夏季保养对人体有着非常重要的意义。这时阳气在一年中达到最盛，人体气血极为活跃，宜保持气机通畅，毛孔疏泄正常，若是郁闭在体内，就会造成诸多疾患。若能以"夏长"之理来调节自身机体与夏日时令相适，则可起到健身防病和益寿延年之效；反之，如果违背夏季保养法则而伤及心气，就会给秋季患病埋下隐患。

在五行上，夏季属火，与心相对应，所以夏季时心脏功能非常旺盛。心主血脉，就像是人体的发动机，推动血液在全身运行。如果心气旺盛，则能量充足，状态良好；如果心气不畅，则容易气郁化火，出现上火病症。因此，夏季保养的重点就是养心护心。此时，宜以"呵"字吐纳，泄出心之浊气、调理心脏功能，促进心主血脉及心主神明。同时调节脏腑气化，使肾水上升，以制心火。心火下降，以温肾水，达到心肾相交、水火既济。

夏季天气炎热，人们通常会大量食用生冷寒凉的食物来解暑，但是生冷寒凉食物很容易损伤脾胃。加上夏季湿气较重，湿热之邪很容易侵犯脾胃，使脾胃功能下降，引起腹泻、腹痛等消化疾病。因此，除了养心之外，夏季保养还千万不能忽视脾胃的调养。此时，宜以"呼"字吐纳，泄出脾胃浊气、促进肠胃蠕动、健脾和胃、消食导滞。肺邪入脾应多歌，以"呼"除去脾脏中的病邪。应少思无虑，不争强好胜，不斤斤计较，保持恬和清虚，使身体健康。如若违背，脾肾受到侵害，土木相克就易致病。

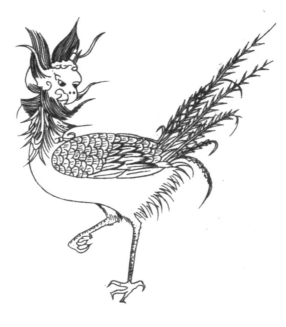

心神图

神名丹元，字守灵。心之状如朱雀，主藏神。象如莲花下垂，色如缟映绛。生居肺中肝上对鸠尾下一寸，心脉出于中冲。

——明·高濂·《遵生八笺》

六气治心法

养护心脏用"呵"字法，用鼻子慢慢地长吸气，用口发"呵"字音，慢慢呼出。发音时，不要让自己的耳朵听到声音。如果心有病，应大声"呵"三遍。呵的时候双手交叉伸到头顶，可以驱除心脏的一切劳热，排除烦闷。病痊愈了就要立刻停止，做多了就会造成损害。如果造成损伤，也同样用"呵"字法吸入旺气来补之。

六气治脾法

养护脾脏吐纳用"呼"法，以鼻慢慢吸入长气，然后用嘴吐"呼"字。脾有病大声发"呼"声三十遍，再轻轻地发"呼"声十遍。呼时应撮成小口发音，不可大开口。能去冷气，壮热，治霍乱、积食不消化、偏风麻痹、腹内结块。要坚持不断地"呼"，不可间断，病好了就立刻停止，过度会有损害。若是过度了，就用"吸"法补损。

◎ 秋季练"呬"字，养肺润燥

秋三月，此谓容平。天气以急，地气以明；早卧早起，与鸡俱兴，使志安宁，以缓秋刑；收敛神气，使秋气平；无外其志，使肺气清，此秋气之应，养收之道也。逆之则伤肺，冬为飧泄，奉藏者少。

——《黄帝内经·素问·四气调神大论》

秋季是农历的七至九月。秋季由热转寒，阳消阴长，是个万物成熟的收获季节。这时秋风送爽，雨量减少，空气湿度降低，气候逐渐干燥。初秋时，秋高气爽，阳光明媚；到仲秋时，天气逐渐转凉；再往深秋，气温降低比较明显，天气开始变冷。人们应该早睡早起，精神内守，不急不躁，避免秋天肃杀之气的伤害。秋季大自然阳气渐弱而阴气始盛，人体阴阳也处于阴盛阳弱的状态，因此保养好体内的阴气使其旺盛，也成为秋季保养的一大重点。

秋季时，大自然的阳气逐渐减弱，阴气开始旺盛，人体内的阴阳也是处于阴盛阳弱的状态。因此，秋季人们必须保养好体内的阴气，使其处于旺盛的状态。养阴也成为秋季保养的一大重点，尤其是要滋养肺阴，因为滋阴能润燥，润燥能养肺，所以滋阴、润燥、养肺是相辅相成的。

秋季在五行中属金，与人体五脏中的肺相对应，所以秋季肺的功能比较旺盛。肺喜润恶燥，即喜欢滋润而厌恶干燥。但秋季原本就是一个干燥的季节，从初秋时的温燥，到深秋时的凉燥，都很容易伤肺，影响肺的正常功能。因此，秋季保养的重点就是滋阴、养肺、润燥，并以此来防治燥邪伤肺，减少呼吸疾病的发生。口吐"呬"字具有泄出肺之浊气，锻炼呼吸功能，促进气血在肺内的充分融合，以及与气体交换等作用。

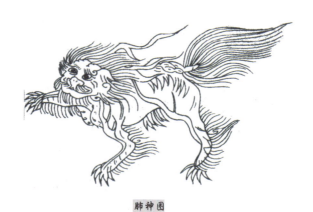

肺神图

神名皓华，字虚成。肺之状为虎，主藏魄。象如悬磬，色如缟映红。生心上，对胸有六叶。脉出于少商。

——明·高濂·《遵生八笺》

六气治肺法

养护肺用"呬"吐纳法，用鼻子微微地长吸气，用口发"呬"声呼出，不要让耳朵听见自己所发出的声音。这种吐纳法，首先要调理好气息，气息平和后才可用"呬"吐纳法。如果肺病严重，就大声发"呬"声三十遍，小声发"呬"声三十遍。这样可祛除肺部劳热、气壅咳嗽、皮肤瘙痒、疥癣恶疮、四肢劳烦、鼻塞、胸背疼痛。依照方法用"呬"字吐纳，病一好就要立即停止，过度则会造成伤害。做"呬"的吐纳法时，双手应该托着天来进行，这样可以宣导肺经。

◎ 冬季练"吹"字，补肾护阳

冬三月，此谓闭藏，水冰地坼，无扰乎阳，早卧晚起，必待日光，使志若伏若匿，若有私意，若已有得，去寒就温，无泄皮肤，使气亟夺，此冬气之应，养藏之道也。逆之则伤肾，春为痿厥，奉生者少。

——《黄帝内经·素问·四气调神大论》

冬季是农历的十至十二月，为一年中最为寒冷的季节。秋收冬藏，大自然在经过秋季的收获、收敛之后，万物开始潜藏，所以冬季呈现出草木凋零、昆虫蛰伏、动物冬眠的景象。冬季日照少，气温较低，寒风凛冽，人们在此时不要扰动阳气的收藏，起居应该早睡晚起，注意防寒保暖，以免阳气向外散失。

《黄帝内经》中说："春夏养阳，秋冬养阴。"冬季时，大自然阴气旺盛，此时人体内的阴气也应该顺应自然的规律，处于旺盛的状态，并且此时养阴可起到事半功倍的效果。由于天气寒冷，阳气潜藏于体内以避免被寒邪所伤，此时适当温补阳气，可以增强人体的抗寒能力。尤其应当补益肾阳，因为肾阳是全身阳气的根本。

冬季在五行中属水，与肾相对应，所以冬季是肾气旺盛、肾的功能最为活跃的季节。中医将肾视作人的"先天之本"，人刚出生时，肾中就蕴藏着来自于父母的先天精气。出生之后，人体后天生成的精气继续储藏在肾中，肾的精气滋养五脏六腑，是人体生命活动的根本。冬季大自然万物潜藏，人体的精气也需要潜藏，而肾主藏精，所以此时肾的功能比较活跃。为了更好地适应冬季潜藏的特性，保养上应注重补肾养肾，通过增强肾脏功能，使肾脏充分发挥潜藏精气的作用。口吐"吹"字具有泄出肾之浊气，壮腰健肾，增强腰肾功能和预防衰老的作用。

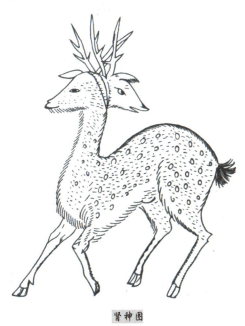

肾神图

神名玄冥，字育婴。肾之状，玄鹿两头，主藏志。象如圆石子，二色如缟映紫。生对脐，搏着腰脊。左为正肾，配五脏；右为命门，男以藏精，女以系胞。肾脉出于涌泉。

——明·高濂·《遵生八笺》

六气治肾法

养护肾脏疾病用"吹"吐纳法。用鼻子缓慢地长吸气，用口发"吹"出气。肾上有病，大"吹"三十遍，小"吹"十遍，就能除去肾病所致的一切冷气、腰疼、膝冷沉重、久立不得、阳道衰弱、耳内虫鸣、口内生疮，烦热也能一并除去。接连"吹"，不要中断，病愈就停止，做多了反而造成损害。

二、省时省力，单字疗疾法
Saver of Time and Effort：Single Character Disease Curing

清代徐文弼《寿世传真》中的《六字行功各效验歌》，将六字诀的调理、康复功效作了如下说明：

嘘属肝兮外主目，赤翳昏蒙泪如哭。只应肝火上来攻，嘘而治之效最速。

呵属心兮外主舌，口中干苦心烦热。量疾深浅以呵之，喉舌口疮并消灭。

呬属肺兮外皮毛，伤风咳嗽痰如胶，鼻中流涕兼寒热，以呬治之医不劳。

吹属肾兮外主耳，腰膝酸疼阳道痿。微微吐气以吹之，不用求方需药理。

呼属脾兮主中土，胸膛气胀腹如鼓。四肢滞闷肠泻多，呼而治之复如故。

嘻属三焦治壅塞，三焦通畅除积热。但须六次以嘻字，此效常行容易得。

当人体的某一脏腑患有短期的疾病，可以单吐六字诀中的一个字或两个字，进行辅助治疗。待病情缓减后，再将六字诀每天全部做一遍。

◎ 选择单字

选择吐纳的字仍沿用五行配五脏的方法，选择与疾病脏腑相对应的字，吐音6~36遍。每个字不可读得太多，疾退即止，过度则损。

单字	嘘	呵	呼	呬	吹	嘻
对应脏腑	肝	心	脾	肺	肾	三焦
对应五行	木	火	土	金	水	
对应实症	头痛目赤，肋痛易怒	口舌生疮，心烦不寐	脘腹胀闷，食积不化	痰多气壅，口干咽痛	主要表现为虚症	腹胀，两便不通

◎ 加选单字

①加吐"嘘"字：临时心中烦闷、心情不好或发怒之后，患眼睛红肿等。

②加吐"呵"字：夏天太热，口舌生疮，心脏有不适感等。

③加吐"呼"字：消化不良，腹胀腹泻等。习惯性便秘者入厕前先吐"呼"。

④加吐"呬"字：预防感冒，感冒咳嗽初期等。

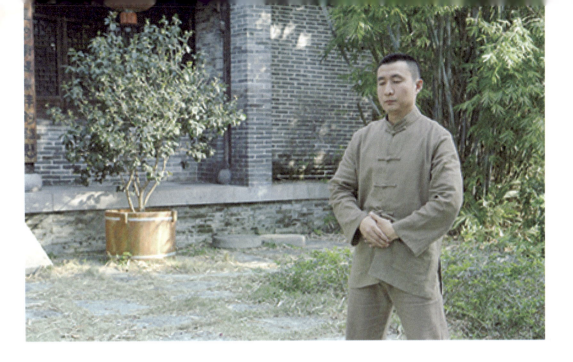

⑤"呬""吹"合用：因肾气不宜泻，"吹"字最好不单独使用。"呬""吹"二字合用，则补肾最好。因此，当肾虚腰膝冷痛时，可先念"呬"，再念"吹"。

⑥加吐"嘻"字：耳鸣或心中烦热，胆囊炎、胆结石疼痛时等。

◎ 六气出不可过，过度可补损

在习练六字诀时，要注意掌握运气法。古人一再强调，六气出不可过，过则伤正气。这是习练六气诀应注意的地方。如果发生过度现象，可以用六字诀来补损。

对此，《黄庭遁甲缘身经》如是描述：

①补肝：常以正月、二月、三月寅时，东向平坐，扣（通"叩"）齿三通，闭气七息……补嘘之损。

②补胆：常以孟月，端居正北，思吸玄空之黑气，入口九吞之，以补嘻之损。

③补心：常以四月、五月、六月弦朔清旦，南面端坐，叩金梁舌九，漱玄泉（唾液）三……入口三吞之，以补呵之损。

④补脾：常以四季月末十八日旭旦，正坐中宫，禁气五息，鸣天鼓七……入口五吞之，补呼之损。

⑤补肺：常以七月、八月、九月望旭日，西面平坐，鸣天鼓七，饮玉浆（唾液）三，然后瞑目……以补呬之损肺。

⑥补肾：常以十月、十一月、十二月，面北平坐，鸣金梁七，饮玉泉（唾液）三……入口九吞之，以补吹之损。

后记

古为今用的强身健体之法，颐养天年的健康真谛

　　健康是人们恒久追求的主题。智慧的古人积累了极其丰富和宝贵的保养经验，总结编创出了许多精妙的功法。时至今日，这些留传下来的功法仍适合现代人习练。

　　随着物质条件的不断改善，追求健康的要求也越来越高，人们不断修正健康的理念，在强健体魄的认识中更加注重身心的协调，除了在医疗卫生、饮食起居等方面加以关注之外，掌握一定的强身健体功法，并坚持练习，是道法自然的健康选择。

　　在浩瀚的中华文明中，八段锦、六字诀、五禽戏、易筋经的功效一直获人们盛赞，即使在现代社会，它们对大众健身仍有着非常积极的作用。

　　八段锦因适宜人群较广，动作难度适中，是现今流传最广、练习人群最多的健身功法之一。六字诀以吐字发音为核心，可辅以难度较小的动作配合，也可不配合动作单独练习吐字发音，甚至卧床练习，所以特别适宜体弱或下肢不便的人群习练。五禽戏和易筋经两个功法的难度稍高。五禽戏是模仿虎、鹿、熊、猿、鸟五种动物而创编的，在练习时不仅要把外在的动作练好，还应把握每种动物的神态神韵。易筋经常有抻展拉筋的动作，而且动作的练习和转换的速度比其他几种功法都要快，对体能和柔韧性有一定的要求。因此，每个人都可以根据自身的情况，在这四套功法中选择最适合自己的，从中获益。

　　练习这些功法，还应掌握科学的练习方法。在正式练功前，首先要选择舒适的穿着，一般要求穿宽松的运动衣裤、柔软平跟的运动鞋。练功的时间通常选择在清晨或者工作空闲之时。尽量避免在饱腹、饥饿、大怒或惊恐等非自然状态下练习。每次练功前都要做充分的热身准备活动。练功前的热身准备主要有两个作用：一是活动开全身的关节肌肉，防止在练功时受到损伤，比如扭伤关节或拉伤韧带等；二是预热，可以调动全身内外，达到一个

最佳的练功状态，这样可极大地提升练功时的效果，练习者切勿忽视。

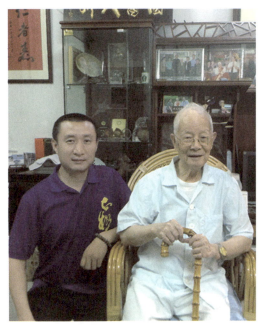

练功过程中需谨记"量力而为，循序渐进"的要求，对于自己暂时无法完成的动作，可降低标准。比如马步下蹲的动作，老年人就可以站高来练；比如俯身下压、手触脚面或地面的动作，就可以暂不触及，要循序渐进、逐步提高。练功结束后一般要做充分的放松，使肌肉紧张的状况得到缓解，心情得到平复。可采用捶打、拍打、揉捏、弹抖等方法，这样能促进身体快速恢复，为下次练功做好准备。

流水不腐，户枢不蠹。练拳练功必须长期坚持，才有收效。国医大师邓铁涛教授已有99岁高龄，每日晨练八段锦，几十年如一日，如今耳聪目明，气旺神足，还能工作。目前，邓老练习诸如"调整脾胃须单举"的动作，每天能练30多次，难一点的"摇头摆尾去心火"也能练习10多次，可见其功力深厚。

本书的编撰得到了邓老的关心和支持，书稿完成后，特请邓老亲自斧正。邓老说："强身健体的真谛在于调节脏腑阴阳平衡，通过健身功法来调节脏腑阴阳平衡是有效的途径。"邓老还说："生命在于运动，但运动也不能超量。"应依据自身的情况，适量运动，才是有益健康的！

希望本书能让更多的人了解六字诀，获益于古法强身之道！

张志刚
2014年10月30日

图书在版编目（CIP）数据

孙思邈六字诀 / 张志刚编著. -- 成都：成都时代出版社，2018.3

ISBN 978-7-5464-2011-0

Ⅰ.①孙… Ⅱ.①张… Ⅲ.①气功－健身运动－基本知识 Ⅳ.①R214

中国版本图书馆CIP数据核字(2018)第000410号

孙思邈六字诀
SUNSIMIAO LIUZIJUE

张志刚 编著

出 品 人	石碧川
责 任 编 辑	张 旭
责 任 校 对	周 慧
装 帧 设 计	◉中映良品（0755）26740758
责 任 印 制	唐莹莹

出 版 发 行	成都时代出版社
电 话	（028）86621237（编辑部）
	（028）86615250（发行部）
网 址	www.chengdusd.com
印 刷	深圳市连冠印刷有限公司
规 格	787mm×1092mm 1/16
印 张	5
字 数	110千
版 次	2018年4月第1版
印 次	2018年6月第1次印刷
印 数	1-15000
书 号	ISBN 978-7-5464-2011-0
定 价	29.80元